洛桑加參／著

不生病的藏傳養生術

身心靈全面關照的預防醫學

目錄

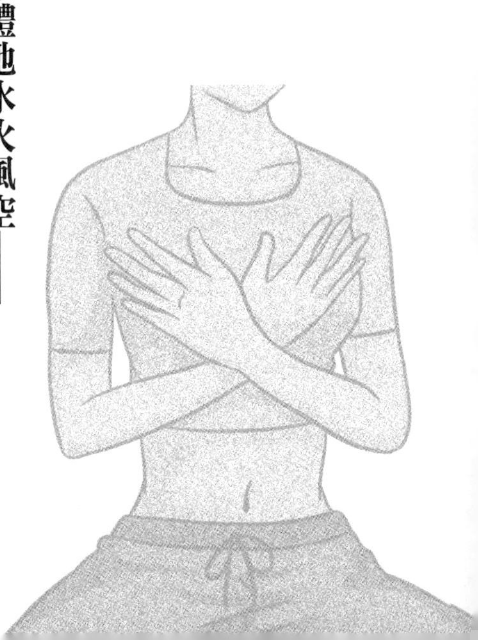

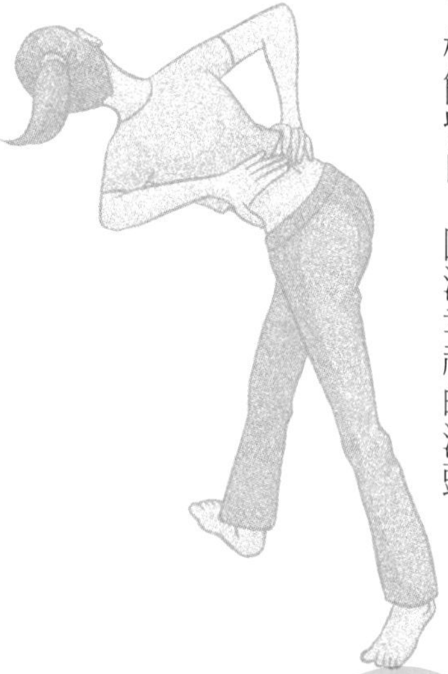

第三章

修煉——愛與利他的靈性養生術

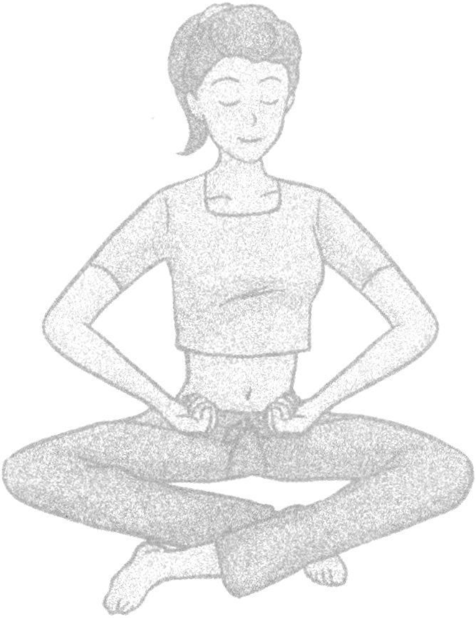

〈自序〉呷百二，啟動身心靈全方位自癒力

我來自雲南香格里拉藏區，是個西藏人，曾出家兩年，自幼即對藏醫藥學特別感興趣。十三歲離開青山環抱的家鄉到外地求學，先後曾至印度聖菲洛梅娜大學（St. Philomena College）攻讀物理系，後來以交換學生的身分，前往文藝復興時期創建的德國佛萊堡大學（University of Freiburg）進修，學的也是物理。二〇〇〇年因緣際會來到臺灣，實現兒時從醫夢，考上國防醫學院醫學系，在學習各種西方醫學知識的同時，也繼續研究東方的藏醫藥學與中醫養生概念。

每天站在第一線面對生老病死種種苦，我體認到如果治標不治本，就難以應付現今慢性病、癌症越來越擴大、複雜化的失控狀況。我深覺從源頭下手，剷除病根才是

王道，因此決定將醫學知識化繁為簡、深入淺出，廣為傳播與分享，讓人人皆具備基礎的健康保養概念。

家醫科出身的我，在鑽研藏醫、中醫、預防醫學十多年後，決心創辦「Dr. Lobsang 洛桑預防醫學集團」整合跨科部的醫學系統，結合最古老與最先進的，包含主流西方醫學以及東方的藏醫、中醫、印度阿育吠陀等，從身心靈平衡下手，配合大自然、宇宙間的地水火風空五元素，啟動身心靈全方位自癒力，並提倡「Dr.Life Medi-Your Way」的生活方式。

「Dr.Life Medi-Your Way」意指每個世代的覺醒者，以預防醫學為經，生活習慣為緯，掌握以「Medi」為字首的三個關鍵字：Medical（醫藥科學）、Meditation（沉靜心靈）、Media（知識分享），轉化舊有習氣成為種種利生的好習慣，訓練自己成為自身與親友的健康守門人，共享醫療知識，結出健康長壽之果。

大家可能多少瞭解一些西醫、中醫、印度阿育吠陀的相關知識，但對西藏的藏醫藥學較為陌生。簡單來說，世界上有三大醫療系統——西醫、中醫以及藏醫，而對於兼顧身心靈的全面照護，藏醫有著最古老、最悠久的歷史。

藏醫藥學源於佛教醫學，最大的特色在於藉由泯除心性之毒、去無明開智慧，來平衡生命能量，預防因生命能量失衡而衍生出的八萬四千種病。許多人覺得西藏密宗很神祕，但依我理解，密宗不是祕密，而是以有系統的方法，本於實相，順應宇宙運作原理，能更方便、更快速地達到想要的效果。佛教醫學中，有些很好、很實用，有適合所有人練習的養生方法。不論你是否為佛教徒，都可以藉由這些方法來養壽，活得更健康、更幸福。佛法不是一種法，而是千千萬萬種法，適應宇宙運行的規則，其中有些已得到科學證實，而有些是現代科學還追不上的。

如果懂得宇宙運行的原理，你就像是擁有一本人體使用說明書，知道怎麼保養、除錯、維護、再生，讓人體的使用年限儘量達到原本「出廠時」設定的一百年、甚至一百二十年。臺語有句俗諺：「無禁無忌，呷百二。」勸人不要太迷信，並祝福對方可以活到一百二十歲。若能達到「健康衰老」（Healthy Aging）的目標，而非因疾病早衰早逝，科學家研究細胞分裂的狀況，人類活上一百二十年還真的有可能。

「無禁無忌，呷百二。」勸人放寬心，不要沒事自己嚇自己，才能無憂無慮、健康長壽。如果你懂得宇宙運行的原理，擁有正確的人體使用說明書，你就不容易被疾病嚇到，會知道疾病顯化出來背後所代表的真實意義，你還會懂得利用喜怒憂思悲恐驚來利益生命，將情緒之毒轉化為利生良藥；你會知道如何去平衡自律神經、平衡身體內外地水火風空五元素；你可以用靜坐、觀想、呼吸戒掉各種癮頭；你可以從享受美食美酒中獲得健康；你還可以藉由呼吸練習滋養體內的風，無限下載自然界的療癒能量。

你將學會各種「轉化」技巧，轉煩惱毒熱為清涼舒暢，只要懂得規則、原則，就可以無禁無忌地享有健康長壽。從前西藏、印度修行者隱居深山修煉數十載，生活條件嚴苛，他們卻能維持健康、維持修行，為什麼呢？因為他們都像是擁有一本從宇宙中下載的人體使用說明書一樣，掌握了人體使用的原則，知道怎樣透過身心靈的平衡，將自身的免疫力、自癒力極大化、發揮到極致，本書要介紹的就是這些。

走訪鄉間進行衛生教育時，我發現臺灣人普遍對西醫已有一定程度的認識，因此本書能以西醫語彙解釋的部分，我會盡量用西醫的方式說明，其他西方醫界還沒探討到的區塊，我將以東方的藏醫藥學、中醫、阿育吠陀來補強。

西方醫學擅長治療身體，但要更進一步達到一生無病無憂，不想等到病歪歪了再靠吃藥來控制病情，不想老的時候逛醫院的次數比逛街還多，就還需要東方醫療體系雙效護健康。希望大家開始練習透過察覺、關照心靈，隨時隨地領受大自然的能量，達到身心靈合一的美好境界。身心靈全面提升後，所有疾病都能不藥而癒，甚至，根本就不會生病！我預估進階版的西方醫學，未來也將走上身心靈合一的預防醫學道路，在疾病發生之前，早一步控管，而非待發病後才來急急忙忙補救。

人之所以會不舒服，不只是身體出了狀況，而跟情緒、心念、靈魂都有關聯。身為一個在臺灣學習西方醫學的西藏人，我將結合古老的西藏養生智慧與西方最先進的預防醫學概念，提供各位朋友一個新的嘗試。祝福各位都能成為世代的覺醒者，不再依賴藥物；透過瞭解宇宙運作的規則，時時刻刻得到大自然的禮物，滋養利益生命的心性，啟動免疫力和自癒力，成為自身的良醫！

洛桑加參

第一章

未來趨勢——整合東西方的預防醫學

1-1 醫於未病！養壽抗早衰

世界上有兩種「健人」最快樂！第一種是「健忘的人」。不是說真的記性不好，而是具備「他人之惡不上我心」的功力，對於別人的無理取鬧、張揚跋扈，或一時間自己受了委屈，都很快能釋懷，不往心裡去，睡一覺就忘記。我發現，有如此修養的人，像拈花微笑的菩薩一般，一個微笑，就輕鬆淡然化解所有衝突與煩惱。

第二種是「健康的人」。健康有許多層次，根據世界衛生組織（WHO）定義，所謂健康，不僅僅是沒有疾病，而是在「生理上、心理上和社會階層之完全幸福的狀態。」關於社會階層，我認為可以更進一步理解為，人與人之間的和諧、人與自然間的和諧。當人身心靈合一，天地人合一，與自己相處、與外界相處時時刻刻輕安自在，就是最幸福快樂的人。

預防醫學，不只醫生要學

為了要幫助大家成為無病無憂的「健人」、遠離早逝的恐懼，並有個能靈活運用的身體來體驗人生，西醫學界提出了「預防醫學」（Preventive Medicine）的概念。預防醫學在歐美已成為一門獨立學科，專注在預防疾病、預防英年早逝，以及如何維持人的健康與幸福（Well-being）等議題上。臺灣目前雖還沒有將預防醫學專科獨立出來，但不少學者、醫生們也已經有意識地投入這塊領域當中。西方醫療系統百年來最在行的是對症下藥、清除病灶，而現在，西醫更把預防醫學納入重點，並積極把研究成果與所有人分享，希望大家跟著我們醫生一起，從源頭管理健康，使人人成為自己的良醫。

為什麼要這麼麻煩，把自己也訓練成良醫？身體的事，不能交給專業處理就好嗎？我們都會說「自己的國家自己救」，難道你放心把自己的生命全權交託在每次只跟你見面幾分鐘的醫生手上嗎？「醫生啊！拜託你救救我阿嬤。」「你要是沒有把他救活，我一定告你告到底。」在安寧病房、急診室，焦急的、害怕的、氣急敗壞的病患親友們，常常對我們提出很多請求，甚至恐嚇，但其實，人在面對疾病時可以再從容一點。每個人透過瞭解預防醫學，都能成為世代的覺醒者，以「不吃藥的方式」，成為自身的良醫。

由於生活型態改變、飲食西化、體重過重、人口老化等因素，「癌症時鐘」年年越轉越快。二〇一七年五月，衛生福利部國民健康署公布，平均每五分六秒即有一人罹癌，比上一次統計快了十二秒。以連續九年蟬聯癌症人數排行榜榜首的大腸癌為例，民國八十四年僅四千兩百一十七人罹患大腸癌，到九十五年竟超越肝癌，成為臺灣癌症發生人數最多的癌症，病人多於一萬五千人，成長速度飛快。

除了癌症，包含高血壓、心臟病、糖尿病等慢性病已成為現在最普遍的健康問題，且跟癌症一樣，病例快速增加，若按照目前的速度進展下去，專家預估，到了二〇二五年，全球將有三億八千萬人罹患糖尿病。令人擔憂的是，我們亞洲人擁有容易得糖尿病的基因，屆時臺灣預估將有超過一百五十萬人會受糖尿病侵擾。此外，目前臺灣八、九成六十五歲以上的長者，自述至少有一種經醫生診斷的慢性病，超過五成同時擁有三種以上的慢性病，完全沒病的比例不到兩成。

外在環境越來越惡化，食物受汙染，病毒高度進化、複雜化，社會壓力沉重嚴重，影響身心健康，慢性病與癌症年年增長。當頭痛才來醫頭、腳痛才去醫腳已經來不及，「預防更勝於治療」雖然是句老話，卻切中要點。預防醫學不只是醫生要學，從前端去排除致病因子、改善生活習慣、修養心性，都算在預防的範圍內。而這如同登山，需要靠個人努力，醫生不可能一直跟在你的屁股後面，把你推上健康的頂峰。

鍛鍊於未病

主流西醫越來越重視前端的預防，視線回到東方，古早時候西藏人游牧維生，活動範圍很大，在高原上生了病要等藏醫來治療，可能需要等待一些時間，不像現在去醫院掛急診就馬上能處理，所幸我們西藏人自然發展出一套與佛學緊密相關的養生法，自己的身心靈健康靠自己修煉。而在漢地或印度，東方醫學剛發展的階段，醫療資源不像現在那麼普及，那時候行腳醫生如同旅行家，五湖四海走透透，親自上病患家把脈問診、調配藥物、觀察病人的生活環境與生活習慣，且會在當地住上一段時間，直到病人完全康復，不過，這是富貴人家才能享有的客製化醫療服務，平民老百姓要等到行腳醫生來到自己的村莊，著實需要機緣。而印度阿育吠陀、中醫，也跟藏醫體系一樣，在醫生無法一一為病人看診的年代，掌握養生知識的修行者、醫生、喇嘛等智者，皆不藏私地將適合所有人的養生技巧傳授出去，藉由練習氣功、順應時令調整作息和飲食、打坐、瑜伽等修煉，來預防身心靈能量失衡。使身心保持在最佳狀態，就不必等醫生等到望眼欲穿。

「預防醫學」是西方人喊出來的，但在東方，幾千年前，智者便已教大家這麼做。身為西藏人，同時也是在臺灣執業的西醫，我希望能將這些古老西藏養生術分享給大家，尤其是在心靈養生這一塊，藉此補強西方預防醫學還未觸及的部分。

在這個外在環境失衡，嚴重影響個人身心的年代，我們更要記得時時關心自己和他人，我說：「一起學醫吧！做自己和親友最可靠的良醫。」

活過百歲的人體設計

預防醫學領域花了不少心力來處理早逝的問題，要怎樣才不算早？人究竟可以活多久？女人怕老，男人怕死。如果把生看成一個起點，打從我們出生那一刻起，便不可避免地往老、死的終點前進。德國哲學家馬丁・海德格（Martin Heidegger）認為：「人，是邁向死亡的存在。」日子只會越活越少，不會越活越多。

果真是這樣嗎？當我們身體死亡時，心靈也跟著死亡？還是靈魂有更好的去處？我從西藏到尼泊爾、印度求學，再輾轉來到臺灣唸醫學院，而後在醫院、診所、預防中心執業的這些日子裡，發覺不論男或女、老或少，生老病死的問題，始終像是埋伏在人生旅程上的不定時炸彈，有些人意識到它的存在，有些人沒有；有些人開始積極尋找、實行各種養生法，有些人要等到身體不舒服了才會想到找醫生處理。我陪著病患們對抗慢性病、抗早衰、抗肥胖、抗壓、抗癌……總覺得對抗疾病的時間不夠用。

當人到了一定年齡、生了一場大病、健康檢查報告上開始出現紅字，或是覺得體力大不如前、健康正一點一點流失的時候，有什麼可以讓在茫茫苦海中載浮載沉的我們稍微抓一下，不要這麼快老、不要這麼快死？有沒有什麼辦法可以騙過死神，或是把計算生命時間的沙漏，倒過來再重新計算一次？

一九九〇年代，義大利人發現燈塔水母（Turritopsis Nutricula）會在水母與水螅體這兩個階段不斷變換，因而驚奇地稱他為「不死水母」。水螅體就是水母小時候，水母老了不是死亡，而是逆齡又再度回到小時候，這樣的過程稱為「分化轉移」。研究人員觀察四千個燈塔水母，發現他們只要不被吃掉或生病死亡，便可不斷從性成熟階段回復到幼蟲階段，再一次達到性成熟，又再一次變回幼蟲，不停重複。燈塔水母替人們做了個回春不老的美夢。人也有這樣的機會嗎？我們西藏人相信輪迴轉世，相信靈魂與天地同壽，所以讓靈魂「回春不老」的問題根本不存在，西藏人更重視的是心靈的修煉、精進。藏區多在高原上，氧氣稀薄，部分偏遠地區醫療資源不比平地，作物栽培也處處受天候限制，但在人類平均壽命四十多歲的年代裡，懂得藉由佛法修持養生的出家師父，卻能活到九十多歲、甚至百歲以上。

做為靈魂載具的身體，不可避免地會碰到「使用年限」的侷限。世界衛生組織統計目前全球人口平均壽命為七十一歲，然而，西藏講述天體、人體運行規律的《時輪攝略經》認為，按照宇宙原先的設計，人體器官的使用期限應該是一百年。中醫在探討人類壽命的極限時，提到懂得養生的上古真人，可以「盡終其天年，度百歲乃去」。從科學角度來看，人的細胞一生要分裂五十次，平均每二・四年分裂一次，兩個數字相乘，科學家預估人甚至可活到一百二十歲。

但看看目前的狀況，就算拿全世界平均壽命最長的日本女性（八十七歲）與冰島男性（八十一歲）來看，距離百歲還有一段距離。而造成這段差距的原因，東西方醫學界歸納出幾個因素，包含工作勞累、環境惡劣、情緒不穩、生命能量失調等。

提高預期健康壽命，養出好命

不過，就算能活到百歲、甚至超過百歲，如果後面數十年都得不斷進出醫院、在輪椅上度過、甚至插管，這樣的老年，光想就令人害怕。世界衛生組織近年提出一個新的指標「依據殘障調整的預期壽命」（Disability Adjusted Life Expectancy，簡稱DALE），也就是「健康預期壽命」。各國的預期健康壽命受到疾病發病率、人的飲食習慣、社會暴力事件、吸菸酗酒狀況、醫療衛生條件等因素影響。先進國家人民的健康預期壽命可超過七十歲，而非洲國家有的僅二十、三十歲，也就是說部分非洲人到死亡前，有很長一段時間飽受病痛折磨。

雖不能像燈塔水母那樣不斷回春，但我們可以縮短「平均壽命」與「健康預期壽命」間的差距，也就是去延長能享有健康快樂生活的時光，這也是西方預防醫學學界最核心的努力目標。許多研究報告指出，高血壓、糖尿病、慢性肝炎、動脈硬化、腦中風等慢性病都與身體老化有關，若能改善生活習慣與接受治療，這些疾病都有可能痊癒，最少也能獲得良好的控制、減緩、甚至不再惡化。

研究人員過去在某些情境下會用到「抗衰老」（Anti-aging）這幾個字，但我認為人的身體還是有一定使用期限，不可能永遠不老化，因此用「健康衰老」

（Healthy Aging）取代「抗衰老」更理想。不該去逆天、抗拒衰老。透過整型手術把四十歲弄成二十歲的外表，只是看上去年輕，實則對健康無益。我認為各年齡有各年齡不同的美，順應自然，由內而外健康地活出四十歲的美麗、五十歲的美麗、六十歲的美麗……健康地老去，提高健康預期壽命年限才有意義。

要達到「健康衰老」的目標，西方預防醫學、再生醫學領域近年找到不少新方法，例如能修復肌膚的「ACT自體細胞療法」，透過微創手術，利用自體細胞修復受損的皮膚組織，使其重新進入生長週期。自體細胞有刺激細胞更新與再生的機制，能促進皮膚生成膠原蛋白與玻尿酸，使人容光煥發。而「靜脈雷射」藉由光纖導管將低能量的紅色生化雷射光從靜脈導入，激活血液細胞、增強自體免疫力及血液流動性、增加紅血球的帶氧量、清除體內容易致癌的自由基（Free Radical）。「螯合療法」主要被應用在排除人體內鎘、汞和鉛等有毒重金屬上。

如今延緩老化已成為全民運動，有人偏好做療程、有人敷面膜擦保養品，或透過運動、飲食保持年輕。本書第二章將介紹更多適合所有人的日常練習方法。

西醫、藏醫預防醫學，雙效護健康

西方預防醫學以抗早逝、健康衰老、提高預期健康壽命為核心目標，一方面延緩老化速度，一方面積極控管危害健康的因子，運用範圍相當廣。預防醫學對你來說或許是個陌生的概念，但其實它已經深入全人類健康生活的各個層面，長久以來一直默默守護著你我，像是「施打疫苗」或「篩檢」，幸運生活在臺灣的我們，都有機會用到。

例如，臺灣自一九九五年開始推動「六分鐘護一生」子宮頸抹片篩檢以來，子宮頸癌發生率與死亡率大幅下降五成，算是非常可觀的數字，換算下來，是幾百條人命。全民健保提供三十歲以上婦女每年一次免費子宮頸抹片檢查，如果已有性行為，別忘了去做篩檢喔！

另外，在一九八〇年代每年全球有超過兩百萬名兒童死於麻疹，但在臺灣兒童全面接種綜合疫苗後，麻疹會死人這件事，搞不好已經沒有多少人知道，能不知道這種事，也算是一種幸福。放眼全球，會造成終身殘疾甚至有致死機率的小兒麻痺症，已透過疫苗接種，近乎絕跡，但在阿富汗、奈及利亞與巴基斯坦，因為誤解，公共衛生人員甚至遭受攻擊而喪命，使得這三個國家至今仍有小兒麻痺病例。此外，不像臺灣有健保，且疫苗接種為國家衛福政策，在其他相對不富裕的國家，或因為疫苗太貴，或因為疫苗冷藏運送設備缺乏，或僅僅因為缺乏預防醫學知識而抗拒接種，數十萬兒童就這樣來不及長大。有機緣，你或許可以成為無國界醫師，到世界各地挽救生命，若沒有那樣的緣分，我們至少應該學一點預防醫學的知識，來保護自己和家人。

西醫跨界呼叫支援

消滅子宮頸癌、麻疹和小兒麻痺，這些都是西方預防醫學的成功案例。透過延緩老化治療、疫苗接種、疾病篩檢等，主流西方醫學對抗病魔，打了一次又一次的勝仗。然而，越是與疾病對抗，看似好像打贏了之後，接下來卻又會跑出更強、更難擊敗的病魔，簡直就像玩線上遊戲一樣，關卡越破越難，大魔王越對抗越厲害，這時候再不呼叫救援，場面恐怕會很難收拾。面對罹癌人口迅速增加、慢性病問題逐漸擴大的現今世界，西醫療法無法完全滿足人們對身心靈照護上的需求時，整合輔助醫療（簡稱CAM）為現代西醫找到一條活路，包含——輔助醫學、另類醫學、整合醫學三個領域，諸如傳統中醫、傳統印度醫學阿育吠陀（Āyurveda）等東方醫學系統，還有像是冥想靜坐、順勢療法、想像療法、放鬆療法、整脊整骨、氣功、靈療、草藥、虹膜學等，都在整合輔助醫療的應用範圍內，其中不少方法與啟動自癒力、強化免疫系統、達到內外環境和諧有關。

東方醫學系統講天地人合一、內外調和，重視人體小宇宙與自然界大宇宙的聯繫，屬於至廣至大的「宏觀醫學」。而西醫系統從實驗室出發，從小處著手，研究細菌、黴菌、病毒等微生物與疾病之間的關聯，屬於「微觀醫學」。東方談能量、談和諧，重視整體；西方看數據、看證據，從病灶、器官著手，重視細節。我認為兩者不但不互相衝突，還能截長補短，互相支援。

使用整合輔助醫療的人口比率，在法國有七五%、日本七六%、臺灣七五．五%，就算在使用比例偏低的英國（僅有一〇%人口使用），每年仍支出相當於新臺幣兩百一十億的鉅額，在順勢療法與草藥上。

佛學加持的藏醫藥體系

相較於其他醫療體系，西藏藏族較不傾向花幾個億去研究出治療某種疾病的方法，而傾向採取宏觀的角度，透過修持、心的修煉，讓人、地球與宇宙的療癒能量產生連結，使自癒力、免疫力充分發揮。例如持誦藥師佛心咒，利用梵咒的療癒音波震動，連通宇宙的祝福能量，祝福自己的身體與心靈，祝福周遭環境的所有生命，自利利他。

西醫、中醫以有形的身體為主角；藏人則把心靈當成主角。藏醫藥學根源於佛學，廣泛結合印度、尼泊爾、漢地、突厥與西藏本土的醫療知識，整合為一支關照身心靈、綜合性的淨化醫學系統。藏醫藥學具備完整嚴密的解剖知識，嚴謹的教育傳承系統，視世界為藥師佛的壇城、宇宙間萬物無一不是藥（動植物礦石皆可入藥）。與西醫最大的不同是，現代西醫大多只顧及到身與心，而藏醫還兼顧了靈性修持，主張斷貪嗔癡、了悟因果、去除無明，等待靈性覺醒、智慧開了之後，做任何事都會是正確的，將為自己的健康做出好的選擇，吃喝拉撒俯仰坐臥，從心所欲皆不會傷害到健康。藏醫診斷病情時，對照中醫望聞問切，脈診觸診，更精通尿診。此外，比較特別的是，藏醫藥學懂得利用占星與曆法帶領病人走向健康，並十分看重夢的療癒能力。

藏人視宇宙和自己為一個整體，相信對別人好就是對自己好，當自身健康出了狀況，不只是回頭檢視身體，還會採取宏觀的角度，檢查人我關係、人與自然的關係是否出現異狀。關係的阻礙會造成生命能量的阻塞，印度瑜伽士對此也頗有體悟，自己某個部位僵硬時，通常不是身體真的有問題，很大一部分原因與心念有關。例如脖子的僵硬，與對抗家中長輩有關；下背的僵硬，與對金錢匱乏的擔憂有關；而腿腳的僵硬，則跟對未來的不確定有關。對瑜伽士來說，練習動作同時也在練習修心轉念，也在修補人我關係、修補與宇宙自然的關係。

長久以來，藏族經常透過減少不利生的惡習、放生、唸經修法、建寺修路等利他行為，來維護心靈的健康。以西醫的角度來看，心靈自在，吃什麼都不會越吃越有壓力，一下子怕熱量高、一下子怕食物不純淨。當心靈受拘束，就算專挑有機、超級食物來吃，吃進去的營養效果也會打折。而如果心情自在，身體吸收、循環、代謝排毒功能才會順暢運作。

我曾照顧過一個六十幾歲肺癌症末期病患，他來找我時，癌細胞已從肺部轉移到大腦，我認為罹患重大疾病時，心理的調節格外重要，很多人不是被癌細胞打敗，而是被自己嚇死的。我花了很多時間開導他，引導他轉念，找了很多方法讓他心情好、睡得好，使自律神經恢復平衡。能吃能睡體力恢復快，胃口跟著回來，免疫力就能提升。如此一來，在做化療、放射治療、開刀時，副作用都會降到最低、術後恢復的狀況也會比較理想。當初被其他醫生判定只剩下三個月到六個月壽命的他，幾年後成功脫離癌症（Cancer-Free）。

化解三毒，踏上自我療癒之路

面對生老病死種種苦，該如何讓人獲得真正的健康幸福？是我經常思索的問題，回想起從前接觸過的藏醫藥學，以及佛經上的一些醫學概念，解答就是——身體的健康源自心靈的健康。「疾病」也許不是用來對抗的，越是反抗，病魔越強大；越是想要「抗衰老」，越容易不小心選錯方法，把自己弄得暫時看起來年輕，卻不自覺傷害了身體，就像亂吃「仙丹」的古代帝王們，反而提早喪命。

我們可以視疾病的顯化為一種提醒，在西藏人觀念中，疾病源自於我們的心魔，仔細想想，身體的免疫、代謝系統要不要好好發揮功用，決定權其實在我們自己手上。是不是該好好聽聽身體想說什麼？試著去問自己的身心靈「都還好嗎」，該做的健康檢查，除了西醫的身體健康檢查，按照東方醫學系統的規矩，還要檢查自己與他人、與環境、與宇宙的關係。

這些念頭促使我成立了預防醫學集團，但不只是西方的預防醫學，還結合東西方、最古老與最先進的，包含主流西方醫學以及東方的藏醫、中醫、阿育吠陀等，從身心靈平衡下手，平衡人體內外地水火風空五元素，啟動自癒力。

早在幾千年前，東方醫療系統便已傳遞「身體健康源於心靈健康」的訊息，身心靈是會互相影響的，健康所代表的意義，不只是健康檢查報告沒有紅字那麼簡單。其中佛教醫學與藏醫藥學特別指出養生不只是養身體，必須全面性的涵養身心靈，尤其要從靈性層面斬斷執著與種種不利生命的壞習慣。佛教醫學與藏醫藥學尊佛陀為大醫王，認為疾病起因於靈性上的無明，本來應該像鏡子一般明亮的心，出現了許多灰塵、雜染，而升起了貪嗔癡三種有毒的心性。這三種心性會影響「命氣」（藏文 **Tsog-lung**，類似中醫「氣」的概念）的運作，造成生命能量失衡，進而衍生出八萬四千種病。

從西醫的角度來看，貪嗔癡三毒也確實危害健康。貪心——如貪吃肉、貪愛調味過度的油鹹重口味，長期下來影響血液流通，血壓自然飆高。而不忌口、執念要吃到撐、長期晚餐吃過飽，經常刺激胰島素大量分泌，容易誘發糖尿病。嗔怒——動不動就怒火中燒，血液都衝到大腦，心臟缺血、胃也缺血，心肌梗塞、胃潰瘍都有可能發生。怒氣往往最能搞亂免疫系統與內分泌。癡愚——無知，不懂得預防疾病、不懂得如何照顧身體、沒有健康常識……那還真的什麼病都有可能發生。

不管是黑貓白貓，只要會抓老鼠的就是好貓；不管東方還是西方醫學，只要能預防疾病的就是好醫學。中醫談藥補不如食補，平常若懂得用好食物、符合時令的食物來調理身體，可以省下好幾帖藥。利用針灸、按摩、推拿、太極等調氣血，氣血順暢，免疫力流貫身體每個角落，就不怕累積疾病。西藏人修習戒定慧鍛鍊心靈；轉山接地氣；做大禮拜降伏傲慢；觀水觀冰，悟無常；靜坐觀想；調整呼吸、練瑜伽；過午不食，清空腸胃，降低欲望，種種對生命有利的行為，也都符合預防醫學的觀念。

神奇的藏醫尿診

藏醫藥學對於人體、病因的看法有其獨到見解，在診病方面，除了跟中醫一樣都有望聞問切，還多了一樣功夫——尿診。現在西醫能透過分析尿液中的ＰＨ質、葡萄糖、蛋白質、潛血、比重、亞硝酸鹽、膽紅素、尿膽素原、酮體、紅血球、白血球、結晶體等，來瞭解病人的身體狀況。一千多年前，老藏醫不需要任何科學儀器，僅僅是觀察尿液的顏色、熱氣、氣味、泡沫、沉澱物、漂浮物，以及尿的變化，便能得知病人體內各種生命能量失衡的狀況。

在《四部醫典．後續本》與《月王藥診》兩部藏醫藥經典中，能找到不少關於尿診的紀錄。例如，從味道上來診病，隆病尿帶鐵鏽味、赤巴病尿帶燒焦肉味、水腫病尿有蘿蔔味、潰瘍病尿有脂肪味。而尿的顏色也能透露出許多訊息，如痲瘋病尿色黑、血病尿色鮮紅。若將尿倒進銅盆，土埋幾日，攪動後有虹彩，且出現卵形、蛙形與首飾狀沉澱，表示病人已中毒。更高深的，綜觀顏色與沉澱物，色紅沉澱上浮，屬肺、心、瘟、腦病。色黑而沉澱似腐肉，代表壞血已入肝臟。色白，沉澱似豬鬃且上浮，表示「培根」（藏文Bekan，指生命能量，1—6節將有進一步說明）入腦、心、肺。死亡之尿尿象最為驚人：中毒者尿色墨黑清濁分離，髓溶化之死亡尿像色如大黃湯，漂浮物厚且狀如酥油則為瘟疫病死亡之尿象。

比較特別的是，藏醫藥學把「鬼神作祟」也列為疾病產生的外緣之一，對於這類疾病，高明的藏醫藉著觀想尿診龜卜打卦九宮格，攪動尿液後，觀察在哪一格出現魚眼狀泡沫，就知道是哪個地方的鬼神在作怪。我們至今還能找到多幅尿診龜卜打掛圖，圖解內容各異，一個個小格子或代表祖先的地方、鄉神的地方、女魔的地方，或代表餓鬼、羅剎、惡龍、神仙之所、自然環境，無論哪種，藏醫皆能提出相對應的修持法來治療、處理這方面的問題。

醫病先醫心

把人的一生比喻成一場電影，你既是導演，也是編劇，也是演員。你創造出自己的命運，或幸運或不幸，或被眾人圍繞，或享受孤獨。除了自己，誰還能對自己的人生有詮釋權與選擇權呢？對於身體，我們也有選擇，選擇健康或不健康。當我們有意識或潛意識選擇了不健康，不自覺或有自覺過著不健康的生活，自體免疫系統開始怠工或罷工，就產生種種疾病。

罹癌or離癌？

罹患癌症或者離開癌症，也都是自己可以選擇的！讓醫生們很頭痛、會到處轉移的那些癌細胞，原先都是正常的細胞呢！把預防醫學的概念預先放到自己心中，便有機會在正常細胞突變成失控癌細胞前做預防，儘量排除致癌因子，或是在癌細胞產生初期，去平衡體內細胞失衡的狀況。事實上，癌細胞跟正常細胞同時存在每個人身體裡，新陳代謝旺盛、內分泌穩定、免疫系統順暢運作時，癌細胞跟正常細胞一樣，能被代謝掉，並不會對健康造成傷害。我們的皮膚平均每平方公分每小時會脫落約一千個細胞，這是新陳代謝的一種，皮膚細胞汰舊如此迅速，很重要的原因在於保護身體不受細菌侵入。包括癌細胞，身體的各種細胞都有屬於自己的代謝機制，只要代謝功能不失常，人身上有幾個癌細胞其實一點也不礙事。

當癌細胞失控、過度增生則形成癌症，但只要再度拉高免疫力，癌症不管到了第幾期都還是可以被控制的。細胞除非是已經完全衰竭、壞死，否則都還有機會修復。雖多數癌症是不可逆的，但你的體力、決心是可逆的，從改變心態、飲食習慣和生活型態下手，便可以阻斷癌症再擴張的機會。

事實上，臨床上確實有癌症自行消失的案例，患者調整心情、改變生活習慣後，體內免疫反應能力提高，或內分泌改變等，都有可能讓癌細胞自行消退。癌症是一種免疫失調所引發的疾病，如何讓參與免疫反應的樹突細胞、T細胞、B細胞、自然殺手細胞（NK細胞）發揮功能，藉著激發病人自體免疫反應來控制癌症的「免疫療法」。近兩、三年來在免疫藥物的研發上已有重大突破，但對於新藥物的使用需要謹慎再謹慎，待更多臨床試驗後，或許能為抗癌帶來新契機。在不久的將來，或許我們可以藉由提升免疫力的藥物，來對抗各種難搞的疾病。

除了服用提升免疫力的藥物，西醫學界已證實經常「開懷大笑」同樣也能活化自然殺手細胞。自然殺手細胞源於淋巴球，可吞噬、融化癌細胞或那些被病毒感染的細胞，角色像是維持治安的巡警，在我們身體裡面盡責地找出並消滅那些「壞東西」。當我們開心、經常笑口常開時，自然殺手細胞的活動力比較強，相反的，憂鬱、悲傷、滿面愁容的人，他的自然殺手細胞也會變得厭世，懶得出去「值勤」、「打擊犯罪」，這時我們的身體就像一個沒有警察的城市，健康隨時可能被病毒攻陷。

在我的觀念裡，檢查出癌症或其他重大疾病，並非宣告死亡，而是在提醒病患去注意身體狀況的失衡，也許在提醒人有什麼想做的事一直沒去做，又或許是在提醒某些狀況、局面、觀念需要改變了。所有疾病的發生都提供我們一個機會，讓我們去察覺我們的身心靈，或許有個部分需要被關心了。就像閃到腰時，才會發現原來坐下、撿東西、爬樓梯、擦屁股都會用到腰啊！身體的某處小肌肉發炎有點痛的時候，才發現原來那裡有幾束肌肉啊！要不是因為痛，以前根本沒察覺到這幾束肌肉的存在嘛。就像一直處於光亮中，會忘記什麼是光亮，突然一個跳電讓所有燈都熄了，經過黑暗對比，重獲光明的時候就能明白光亮是什麼。疾病就像那黑暗，反證出健康光明的美好，幫我們勾勒出健康的真正意義。

中國歷史上有許多名醫都諳熟「善醫者，先醫其心，而後醫其身」的道理，《黃帝內經》也說，醫病「必先治神」。身為預防醫學專業醫師，我經常向病人解釋病情，我發現如果病人的心態很難轉換、缺乏改變的動力時，就算給他再好的療程、吃最好的藥，他的狀況也很難有大幅度的改善。通常要等到病人願意轉念，恢復健康的速度才會比較明顯，否則就像在原地踏步，甚至每況愈下。

要不要健康，是出於心的選擇，請用智慧的眼睛，看透疾病背後的意義與身體想要傳遞的訊息。就算是暫時為重大疾病所苦，把染上塵埃的智慧之心擦乾淨之後，悟道、參透了來世上走一遭的意義，是可能有奇蹟發生的，你可能再健康地活著，或是無牽無掛地從這一世中學成畢業，圓滿離開。

轉念：沒有非得生病的老人

我曾建議一名患有呼吸系統疾病的大哥，把住家搬到空氣比較好的地方去，有松杉柏檜的山上最好，或是空氣汙染沒那麼嚴重的鄉村也行。這位大哥堅決地搖搖頭說：「才不要，老人才不能住那麼偏僻，要住鬧區比較好。」我問理由，本以為他是捨不得離開鄰居、朋友，沒料到他竟回答：「鬧區才有大醫院啊，以後定期拿藥方便。」這位大哥其實身體還硬朗得很，只要稍微調整一下生活習慣就能恢復健康，還沒到需要天天使用藥物的地步，他卻已經在為老年生活「寫劇本」，計畫自己老了以後會生病，得時常進出醫院，也許還得請個人幫他拍痰、推輪椅到公園晒太陽等。關心自身健康是種很好的態度，但搞錯了方向就傷腦筋，目標應該是預防疾病發生，而不是預期疾病會發生；或擔憂自己可能生這個病生那個病的，要住在離醫院不遠的地方才有安全感。我向他說了個故事，希望他打消「老人一定會生病的」念頭，萬一真讓他「心想事成」那就麻煩了。

故事是這樣的：在美國哈佛大學任教的心理學家艾倫．蘭格（Ellen J. Langer）曾和研究生設計了一個復古的「時空膠囊」，將一座古修道院布置成一九五九年的模樣，邀請八位老人家入住一週做為實驗組，聽五〇年代流行的音樂、看那時候的電影與報章雜誌，把「美國發射第一枚人造衛星」當成剛發生的新聞來討論，並且沒有人協助他們穿衣走路，他們要像二十年前的自己那樣，自己打理生活。另外八個老人為對照組，被心理學家要求得用懷舊的方式回憶與談論二十年前發生的事情。實驗結果，活在二十年前、心態年輕二十歲的實驗組老人，身體靈活度與智力測驗都有比較優異的成績，奇蹟似的，他們的聽力、記憶力、胃口、視力似乎也跟著回到過去，在旁人眼中，他們甚至「看起來更年輕」。艾倫．蘭格的實驗，讓實驗組的老人家們驚訝地發現，原以為自己沒辦法打理的生活瑣事，其實有辦法做到嘛！艾倫．蘭格的諸多實驗都指向了這個結論——心態能影響身體健康。我覺得他做的實驗很棒，證明了只要心態保持自由開放，不去否定自己的潛能，那麼一切皆有可能。與其擔心生老病死，為自己的老年預先編排各種「悲慘的情節」，自己嚇自己，不如把頭腦省下來，來想想有沒有能讓身心靈都很健康的方法。

耶魯大學研究人員也做過一項長達數十年的老化研究。年輕受訪者若認為老人是無助的，對衰老抱持悲觀看法，認為步入老年後失能的機率很大，經過長期追蹤、統計，他們罹患心臟病與中風的機率，是樂觀看待老化現象的人的兩倍，且對老化悲觀的受訪者，他們的壽命平均也比樂觀的那組受訪者少了七・五歲。看看西藏那些高齡，甚至活到百歲以上的喇嘛們，到老了都還能主持法會，轉山轉水轉佛塔，做大禮拜，誰說「老了一定會失能」呢，拜託，把這個念頭放下吧。

「不被孤立」能保護大腦

我認為追求健康可以分成好幾個層次，向內看，自己的身與心靈要和諧相處；向外看，個人的身心靈又要跟他人、外在環境和諧共處。當你很認真健身，但情緒的問題沒處理；或是藉由靜坐觀想，讓心靈穩定平和，但身體卻很少活動，顧此失彼，都不算真正的健康。健康是一種生活、健康是一種智慧、吃的方法、睡的方法、與人相處的方法，人只要活著都與健康脫離不了關係。

哈佛大學有一個進行長達七十五年的「幸福感」研究計畫，從一九三八年開始追蹤七百二十四位成人的工作、生活和健康狀況，其中有幾個結論很有意思。當這些被研究者步入八十歲後，研究人員發現，決定他們如何老去、會不會生病的關鍵，不在於膽固醇的水平，而在於心理上是否有覺得可以倚靠的人。而這個人在過去可能是指婚姻中的另一半，但我覺得放到現今的時空脈絡來看，這個人可以是伴侶、摯友，也可以是兄弟姊妹或其他家人。研究報告顯示，僅僅是覺得「不被孤立」，就能保護大腦。覺得在需要幫助的關鍵時刻能獲得支持的老人們，記憶力都比那些人際關係受阻礙的老人還要好，腦部衰老的狀況也沒那麼嚴重。而那些沒有與他人和諧共處的老人們，在身體出現病痛時，壞情緒竟會使痛苦放大，身心互相影響。美好的人生建立在良好的關係上面，這項研究計畫的第四位主持人——哈佛大學醫學院臨床精神病學教授羅伯・威丁格（Robert Waldinger），以馬克・吐溫（Mark Twain）的金句為如何獲得幸福感下了註解：「人生苦短，根本不夠時間。不值得花時間在爭執、道歉、心碎和解釋上，人生只值得用來『愛』，人生就這麼短短一瞬，去愛吧，哪怕只有一瞬，也不要辜負。」

本書第三章，我將會談到「利他」與「利生」的概念。用愛發電可能只有皮卡丘才能辦到，但用愛發展出美麗健康的人生，卻是你我都做得到的。哈佛大學歷時七十五年、耗資兩千萬美元研究幸福感，得出一個簡單而精闢的結論，那就是：人生啊，只值得用來愛！

14 壓力，越壓越有力

有回拿著遙控器轉臺時，恰巧看到科普頻道在播放龍蝦成長紀錄片。我覺得龍蝦根本就是宣傳正能量的最佳代言人。龍蝦剛出生的時候跟一般蝦子差不多大小，長著長著，龍蝦北鼻會逐漸感到壓迫、感覺殼越來越緊，就會躲到岩縫中把殼卸下，然後長出新的殼。光是出生的頭一年，龍蝦就得重複十次換殼動作，就這樣，越換越大隻、越換越強壯。如果龍蝦北鼻一開始覺得緊、不舒服的時候，仍舊守在舒適圈裡不出來，不肯稍微冒一下換殼時被天敵吃掉的風險，他將永遠只是隻普通小蝦，成不了大龍蝦。「壓力是成長的動力。」這句老派的話，很適合用來描述龍蝦蛻變的過程。

你的壓力指數有多高

適度的成長壓力，幫助龍蝦蛻變，反省一下，人有時對於壓力的運用，還不如一隻龍蝦呢！常常喜歡貪好、貪多、貪快，無形中為自己和別人創造出不少莫名其妙、難以承受的壓力，不但對自我成長無益，還傷害了健康。來檢查一下你的壓力指數是否超過正常容忍範圍。

1. 上班日起床很困難，勉強起來了，一整天都覺得疲倦。常需要咖啡提神。
2. 脾氣暴躁易怒，沒有耐心，常在辦公室翻白眼。
3. 老想打瞌睡、老是打哈欠。就差沒拿牙籤撐住眼皮。
4. 情緒莫名低落，厭世。比螞蟻還喜歡甜食。
5. 腸胃不舒服，甚至出現腸躁症，到沒廁所的地方就沒安全感。
6. 抵抗力差，旁邊若有人感冒，自己一定會中標。往往被傳染流感。
7. 經常覺得肌肉緊繃、無法放鬆、腰痠背痛。

如果上述七項你通通沒有，那麼恭喜！你簡直就是處理壓力的達人，這一節可以跳過不看。如果上述狀況你至少有一項，那代表你不是外星人，還算是我可以溝通的地球人，我們可以一起來想想該拿壓力怎麼辦。

有些幸福企業會把按摩師請到公司來，為員工紓解工作壓力，有的則會找我們醫生來辦公室跟員工聊聊天，談的，也是壓力。世界上所有事物都沒有絕對的好或絕對的壞，我認為「壓力」也屬於這樣不好不壞的存在。壓力會讓人變得更強壯還是變得不健康，取決於我們怎麼運用它。壓力就是壓力，沒有所謂好的壓力或壞的壓力。不過，壓力的大或小、長或短卻是值得留意與控管的，預防醫學藉由評估壓力，來調節人的身心健康。

壓力U型曲線：壓力太少或太大，都容易罹病

壓力與疾病的關係呈現U型曲線。也就是說，少量的壓力或是太大的壓力，疾病發生的機率都很高，處於中間壓力時，疾病發生率最低。面對壓力，我主張應該去

控管它，而非消滅它，使壓力停留在一個適度、剛剛好的程度最理想。想想龍蝦，要是完全沒有壓力，也長不成龍蝦了；但要是壓力太大，龍蝦不敢冒換殼的風險，那也還是長不成大龍蝦。過與不及都不好，面對壓力宜採中庸之道。壓力大會傷害健康，這個大家比較容易理解。但壓力太小對健康也有害，需要解釋一下，人在完全沒有壓力的時候，往往會失去生存的動力，變得空虛、缺乏自信，抗壓性因平常沒訓練而越來越差，一旦出現緊急狀況時，即便是很容易解決的事情，也會變得難以應付，心理難以承受，進而反應在身體上，可能是血壓一下子升高或消化功能紊亂。此外，退休者、高齡長輩若整天待在家中，缺乏外界刺激、一點壓力都沒有，身體各項功能都會有較明顯的衰退。

預防醫學研究人員把「生活壓力」與吸菸、吃檳榔、酒精與藥物濫用、睡眠障礙等，並列為嚴重影響人類健康的危險因子。當壓力爆表、理智斷線時，人往往會做出錯誤的決策。而長期處於高壓的工作責任下，需要處理的人際關係又很複雜時，若不懂適時放鬆，惡劣情緒持續累積，冠狀動脈心臟病發病機率將大幅提高。研究人員發現，心血管疾病和敵意（Hostility）性格特別有關。敵意性格意指長期且持續對他人抱有負面態度或認知，並伴隨生氣的情緒狀態，這樣的性格會影響自律神經、血壓、血糖、血脂、免疫細胞的運作機制，增加心血管疾病的風險。而害怕、焦慮則特別容易影響腸胃系統運作。

壓力過大有時還會引發各種慢性疾病，例如糖尿病。壓力與糖尿病的起源和病程都有很大關聯，一旦壓力解除，大部分人血中的葡萄糖和酮都會恢復正常水準。飢餓、感染、感情創傷等壓力，會讓非糖尿病患者血中的葡萄糖大量上升。此外，人若長期暴露於壓力情境中，也會增加罹癌的風險，尤其是那些無法預期、不可控制的壓力，造成的傷害最大。許多實驗指出，過度承受壓力會使免疫細胞功能下降，造成破壞腫瘤能力降低的後果。要特別注意的是，人若已經承受了不堪負荷的壓力，在情感上又無法得到親友、社會的支持，等於雪上加霜，這樣的人不但罹癌機率很高，且一旦發病，病程進展也是很快的。

能平衡身心的壓力

壓力是像熱水一樣的東西，沒有所謂的好或壞。你不會因為被熱水燙到一次，從此就不喝熱湯、不洗熱水澡了吧？被壓力搞到很厭世，是因為還不熟悉壓力運作的規則，如果知道規則，就不必擔心壓力會傷害健康。

科學家監測人體賀爾蒙，發現人處於壓力之下，腎上腺素與皮質醇（Cortisol）都會開始分泌，接著身體會啟動成作戰狀態，血糖升高、心跳加速，氧氣與葡萄糖大量供給肌肉，腦部也會因皮質醇而變得警覺清明。在這個受壓的非常時刻，身體的整體免疫力也是很高的。要是沒有這種身體機制，我們早在遠古時代就被野獸吃光，也沒機會研究壓力了。短暫的壓力是助力，能幫我們挑戰人體效能的極限，讓人有肌力、有腦力面對各種難解的窘況。

不過，就像泡溫泉，四十、四十一度我們會說：「啊，好舒服。」如果超過五十度燙得要命，就算是愛泡溫泉的猴子也知道不能下水。適量的皮質醇能讓思慮清晰，但過多的皮質醇卻會加速老化的進程。短暫的壓力，偶爾來點腎上腺素，把葡萄糖送往肌肉，肌肉效能馬上提升，但長期不解除的壓力會「寵壞」身體，迫使身體不斷渴求過量的葡萄糖、一直想吃糖，否則就馬上累給你看，或是鬧情緒。長期高壓，就這樣間接地引發糖尿病或其他慢性疾病。

如果人一直無法從壓力中放鬆，肌肉繃緊，生命能量的運送就會受到阻礙，造成血壓升高，誘發心血管疾病，讓身體提早老化。如同開車，高轉速可以讓你超車順利，但引擎一直維持在高轉速，車子很容易受損。西藏修行者鍛鍊心智，目標在於取得平衡，出家師父不會去監測皮質醇的變化，因為他們知道不多、不少、剛剛好是怎樣的程度。壓力一來，順勢運用它，等狀況解除，也順勢放掉它。船過水無痕般讓壓力來，跟它在一起；然後讓它走，不送、不留戀。

承受壓力的程度可以訓練

精神上的「壓力」是一個抽象的名詞，人們很難用幾公斤或幾磅來測量它。然而，精神壓力與健身房裡的槓片一樣，都是可以拿來鍛鍊自己、使自己更強壯的好幫手。就像做重量訓練，隨著肌肉量增加，槓片重量可以慢慢往上加；人的心理對於處理時間、金錢、人際關係、工作複雜度上的壓力，也能有越來越好的適應能力。但要記得不能貪快，循序漸進才安全，就像在健身房練三頭肌、二頭肌，槓片也是練一段時間才多加一片，一下子貪多，肌肉肯定受傷。

我認為疾病的發生是在給我們機會去檢視自己身心的狀態，面對疾病不該去「對抗」它，而該是去評估、處理它。面對壓力也是一樣的，我不會建議我的病人去反抗壓力，而是去評估壓力的大小是否剛剛好，或是已經達到對健康造成危害的程度。生活中我們有好多事情可以練習：練習好好寫字、練習不生氣、練習寬心過好日子、練習與壓力好好相處。在練習背負壓力的時候，就跟在健身房做重量訓練一樣，訓練歸訓練，該休息放鬆的時候，哪個傻瓜還會一直舉著槓鈴啊？壓力的背包今天可以背五公斤、下個月可以背六公斤、下下個月或許可以進步到十公斤，但你總不會一直背著不放吧。該休息的時候要休息，否則就算只有五公斤，一直背著感覺會像是五百斤，又不是要把自己訓練成孫悟空，背那五指山何苦呢，該放下的時候就放下吧！

自我暗示放鬆法

有剛剛好的壓力是件好事，但如果超過承受極限，與其在那裡厭世，不如試著把它放掉一些。壓力大、焦慮恐懼的時候，你是否曾感受過手心變得溼冷，或是呼吸較為急促？如果把壓力視為一種「作用力」，我們要重新使身體恢復平衡，就必須施加「反作用力」。預防醫學透過檢視肌肉緊張程度、心跳是否加速、血壓是否升高、皮膚表面溫度下降等指標，來管控壓力。綜合這些指標，我設計了一套「自我暗示放鬆法」，透過由意識去驅動的反作用力，來平衡心跳、血壓、體溫和緊繃的肌肉。

步驟

1. 找個舒適的地方坐下，坐椅子可以，盤坐也可以。
2. 去感覺全身身體重量的平衡，沒有哪邊肌肉特別緊，肩膀沒有一高一低。
3. 感覺心跳，感覺不到的時候可以把雙手交叉在胸口，去感受心跳。（圖1、2）
4. 覺察呼吸並嘗試放慢，用鼻子深呼吸，慢慢吐氣、吸氣。

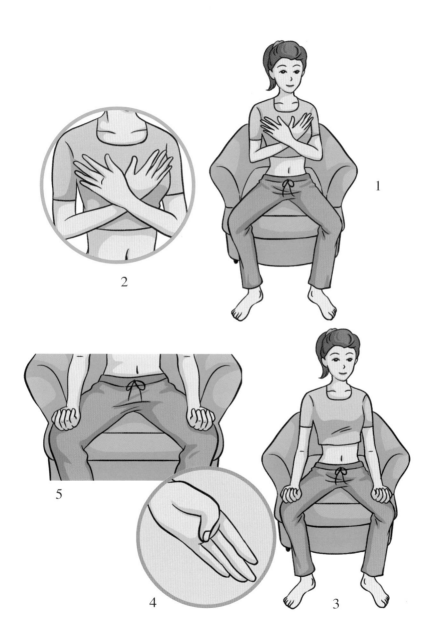

1

2

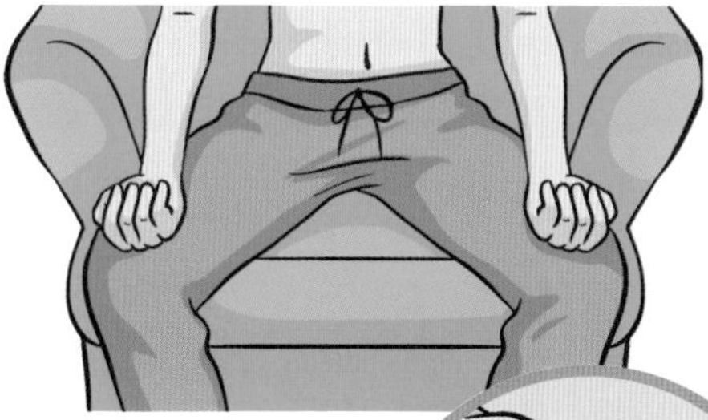

5

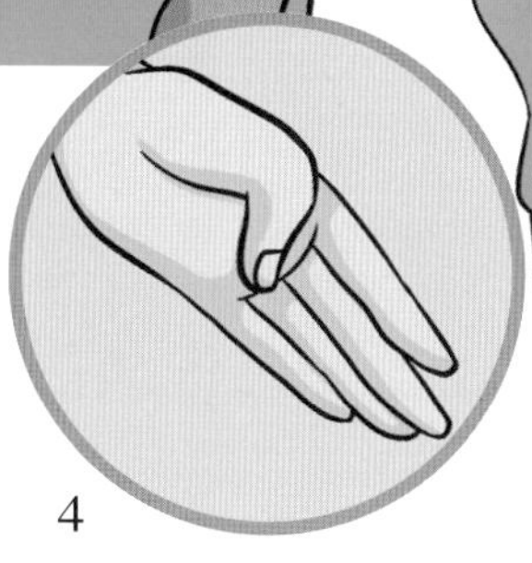

4

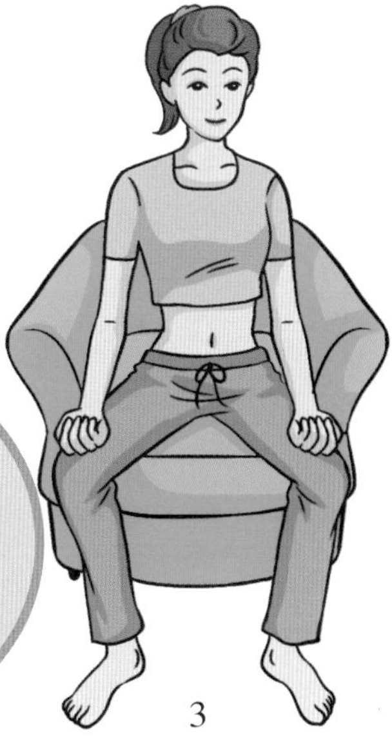

3

5. 雙手握緊、放鬆、握緊、放鬆，連續做幾次，直到手心暖起來。或是把大拇指按住無名指下方，再輕握拳頭，手心朝上輕輕放在膝蓋上。（圖3、4、5）

以上各步驟隨意組合、重複，共練習十分鐘到半小時，不妨在覺得焦慮、情緒低落時練習看看。

若能抽出超過半小時的空檔，就去動一動吧，每週三次，讓心跳每分鐘至少跳一百三十下，有效的有氧運動能刺激腦內啡（Endorphin）的分泌，讓人感到快樂，終止長期受壓的狀況，使身心重新回到平衡。像是走到微喘（能講話但無法唱歌的狀況）的「快走」，就是很不錯的運動，適合各種年齡層。

腦內啡是大腦自行分泌的類嗎啡物質，能調節心跳、血壓與體溫，它延緩老化與鎮痛的效果也很受醫界肯定。腦內啡可藉由服用藥物產生，但為了避免藥物副作用，我傾向引導我的病患，透過各種活動，刺激腦內啡分泌。依照各人的興趣，大家可以選擇最適合自己的方法，做有氧運動、跑馬拉松、吃辛辣食物、靜坐觀想、練習呼吸、開懷大笑、談戀愛、吃巧克力、從事利他行為，像是無私的付出或關懷他人之類的活動，都已經由實驗證實能啟動腦內啡的分泌機制。

西醫學界從實驗中發現，請憂鬱症患者參與公益活動，經過無私的付出、從事各種利他行為後，患者因各種壓力引起的不適症狀如抑鬱、坐立不安、無助絕望，都能得到一定程度的舒緩，越是投身公益，他們心情平靜的時間也越長。

眼睛長在臉上，我們太習慣向外看，遇到壓力的時候，生氣、埋怨外在環境、把過錯歸到他人頭上，以為這樣就沒事了，結果卻讓自己更有事，壓力越來越大。比起向外看，我的上師加參釋迦從前經常指引我把注意力拉回自己的心上。造成壓力的事件發生時，剛好可以藉此觀察「無我」、「無常」、「苦」等種種哲學問題。當看清楚執著的那一刻，我總能感覺到放鬆下來的自在與喜悅。若不是有壓力，我也沒有機會去享受放鬆。壓力就是這樣一種非好非壞的存在，可能讓人變得更好或是更壞，這取決於我們怎麼運用它。

1-5 別讓小罪惡累積成疾病

「疾病不會憑空降臨在我們身上，它們是日常種種違反自然的小罪惡累積而成的。當罪惡累積到一定程度，疾病就會出現。」在西方有醫學之父美名的希波克拉底（Hippocrates）如是說。

這一節的關鍵字是「發炎」、「慢性病」、「癌症」、「小罪惡」、「小福報」，你對這些關鍵字的態度，將決定你的生命品質是能夠「健康衰老」，到老死前都用不到健保卡，還是未老先衰、年紀輕輕就慢性病纏身。以下先來談談發炎。

發炎，宜速戰速決

急性、短暫的發炎，是身體的保護與修復機制，主要作用為處理外來病菌、毒素、寄生蟲的侵害。發炎的部位就是免疫系統與外來敵人的戰場，兩方勢力在此交鋒。感冒、喉嚨痛、身體各部位痠痛、發熱發燒，這是身體急性發炎時的表現，這時候人的免疫系統會啟動，進入作戰模式，力求快速地使身體各機能恢復正常運作。當免疫系統打贏了，人就康復；但如果身體長期處於發炎狀態，就變成慢性發炎。慢性發炎與急性發炎的界定時間為三個月，發炎超過三個月即為慢性發炎。

急性發炎是身體自癒力的展現，通常不會有什麼問題，但慢性發炎可就不太妙了。慢性發炎如推骨牌一般，免疫力失控，器官會接二連三出現狀況。急性發炎有其消退機制，照理說免疫系統應該見好就收，但種種違反自然的「小罪惡」讓免疫系統大軍過分活躍，越打越起勁，打敗敵人還不肯收手，轉而攻擊體內的健康細胞、組織與血管，變成一種打自己人的局面。細數累積出慢性發炎的「小罪惡」，包含：持續性的不良生活習慣、不良的姿勢、不良的飲食清單、不良的睡眠品質、忽視身體的過敏反應等，甚至從事某些特殊行業，例如運動員，都可能造成慢性發炎。

適度的運動有助於維持身體健康，但有些職業運動員長期從事高強度的運動，過度操練身體，像是泰拳選手、橄欖球員、美式足球員等，身體反覆受創機率高，慢性發炎的現象從前在這些運動員身上很普遍。所幸現在預防運動傷害的意識如同預防醫學一樣逐漸抬頭，運動員與專業防護員配合之後，可以解決長期發炎的問題。反而是一般人比較麻煩，很多人沒有察覺到慢性發炎的一連串進程、從可以輕鬆控管到最後失控，有時發展之快，出乎你我意料。

以我自己接觸過的臨床案例來說，最常見的骨牌效應是，因為工作壓力太大無法放過自己，晚上腦子無法停機，造成淺眠、甚至失眠，肌肉一直處於緊繃狀態，就連睡著了身體也無法完全放鬆。睡眠時自我修復的功能大打折扣。人的交感神經一直處於亢奮狀態，血糖升高、血壓升高、心跳加快、呼吸也比較急促、身體發炎的狀況增加，然後便產生過多的自由基。

自由基原本有清除入侵細菌或受感染細胞的功能，但長期發炎，自由基的數量就會過多，轉而去影響蛋白質、碳水化合物、脂肪，造成一連串氧化反應。身體不斷氧化，衰老的速度就會加快。也就是說，當人體內自由基存量超過正常防禦用途時，退化性疾病就一一展現出來，無法達到我所期待的、無病無憂的「健康衰老」目標。

慢性發炎嚴重影響生命品質，美國康乃爾大學教授卡爾·納珊（Carl Nathan）斷言：「少有醫療問題與發炎無關。」醫學期刊論文一篇篇指出慢性發炎與癌變、心血管疾病、阿茲海默症、糖尿病、巴金森症、腎臟病之間的關聯，有些屬於間接相關，有些則屬於直接相關，像是脂肪肝炎與慢性肝炎導致肝癌、子宮頸炎發展成子宮頸癌，這兩種炎與癌之間的因果關係尤其明顯。

造成慢性發炎的五個原因

慢性發炎說嚴重可以很嚴重，但如果知道是哪些不良的「小罪惡」使它發生，我們也可以很容易就跟慢性發炎說掰掰。

■第一，不良的生活習慣

抽菸、酗酒、嚼檳榔是大家都知道的不良習慣，例如天天嚼檳榔，容易引發急性口腔炎，惡化下去成為口腔潰瘍、白斑、纖維化，最後癌化。講個大家比較容易忽略的——穿高跟鞋！習慣經常穿著不舒適的高跟鞋，或是體重過重，都會增加關節的負擔，使骨關節內軟骨退化形成骨關節炎。當然不是要你把高跟鞋都丟了，是希望你能謹慎選擇穿高跟鞋的時機，偶爾漂亮一下無妨，太常穿著走動太久，造成關節負擔就不好了。

第二，不良的姿勢，外加不運動或過度運動

不運動的人，通常新陳代謝慢，當身體代謝功能不佳，很容易引發慢性發炎，如果慢性發炎的時間久、規模大，各種因免疫力低下而產生的慢性病都有可能發生。而運動過度或認真運動但姿勢錯誤，使身體某部位反覆受傷導致慢性發炎的狀況，也很常見，我遇到很多有「高爾夫球肘」困擾的病人，他們的共通點都是長時間過度使用前臂與手腕、過度拉扯肌肉。

不一定要打高爾夫才會得此病喔，長時間拿中華炒鍋的廚師、整天舉著手替客

人吹整燙的髮型設計師，甚至是打電腦的上班族，都有可能有高爾夫球肘。平時的放鬆、按摩、拉筋不可少，配戴護具也能減輕肌肉負擔，若發炎情況嚴重而持久，建議請骨科醫生看看。

第三，不良的飲食清單

飲食西化，現代人天天吃高度加工、高熱量、含大量精製白糖、精製澱粉、低纖的食品。在冷得要命的地方，高熱量食物或許很好，像在三、四千公尺以上的高海拔山區，一杯酥油茶勝過千百種補品。不過當你住在四季如春的好地方，就別像準備過冬的北極熊一樣忙著補充熱量了吧！能夠「健康衰老」的人，多半不會在身上囤積過多脂肪。提升免疫力、控制慢性發炎的規模，最容易控管的是「ＢＭＩ」指數（體重公斤除以身高的平方公尺），一般人的數值十八到二十四都算正常，不過若你有在健身，身體肌肉量特別高，那就還要同時參照其他指數才有意義。

第四，不良的睡眠品質、不懂得紓解壓力與休息

當身體肌肉一直處於緊繃狀態，會阻礙體內生命能量的流動，也就是一般常聽到的「氣血循環不好」。當你發現自己不管聽什麼笑話都不覺得好笑的時候，很有可能是因為太有責任感，把高度壓力一直扛在肩上捨不得放。睡不好、壓力大的人，因為長期疲勞，很容易沒耐心、容易被激怒，而生氣時，血液中的皮質醇和腎上腺素急速上升，啟動免疫系統引起發炎反應。所以，經常生氣，等於讓身體暴露在長期發炎的高風險下。

第五，忽視身體的過敏反應

環境中有許多讓你過敏的物質，可能是食品中的化學添加物、衣服的染料，或是富含化合物質的化妝品、清潔用品。成分過於複雜、不夠天然的食品或用品，其中有很多身體用不到的東西、甚至是毒素，身體免疫系統忙著清除這些，等於開了一個又一個戰場，慢性發炎的問題就很難解決。尤其健康檢查報告紅字很多的人，建議儘量

挑選成分天然的食品與用品，別額外吸收毒素增加免疫大軍的工作量。

像慢性發炎、慢性病、癌症這些比較複雜的疾病，形成原因當然也很複雜，蒐集到越多「小罪惡」，等時候到了它們就會發生，原理就像超商集點一樣，集滿了可以換贈品。當然，身為一個醫生，希望你換贈品僅限於公仔、杯盤、模型就好，集「小罪惡」換「疾病」可不是件好玩的事。

蒐集健康小福報的六種作法

疾病從蒐集「小罪惡」而來，健康則從蒐集「小福報」而來。下面幾個選項，都是我認為對維持健康很有幫助的作法。

第一，鍛鍊出美麗的腰身

腰瘦，甚至能練出腹肌、馬甲線，表示內臟脂肪沒有失控暴增。脂肪細胞能分泌出包括 IL-6、IL-8、TNF-α 等發炎激素，脂肪細胞太強大，就提高身體慢性發炎的風險。而用肉眼就能看見的腰圍肥瘦，是監控內臟脂肪最方便的指標。

第二，訓練蜜桃臀

不只是為了好看而已，真正的好處在於增強體後側肌力，可以大大提升身體活動的平衡感與持久性，能多走幾千步、多爬幾層樓梯，每天多這幾步，你集點的速度就比別人快。老了還不怕跌倒，甚至因為一直保持活動的習慣，身體老化得很慢，六十、七十歲看起來仍很年輕。

第三，睡飽飽

就算明天是世界末日，也要睡飽了再起來欣賞。各種疑難雜症都嚇不到我，唯獨怕聽到病人說他不能好好睡覺。身體種種自我修復機制、免疫力的運作，都依靠一段高品質的睡眠。我甚至會建議病人一個人去旅行，或是訂一間喜歡的旅館，舒舒服服地睡上一覺。

奇蹟總在睡飽之後發生！一般人需要的睡眠時間為七、八個小時（有些人還需要更長一些），當中有兩、三個小時會進入深層睡眠的階段，這兩、三個小時屬於人體自我療癒的黃金時間，白天細胞受損的部分會在這時自動被修復。睡眠被中斷、睡不深，打亂修復期很可惜，細胞原本可以百分百修復，但卻因為沒睡好，只復原到百分之六十、七十，身體效能沒能完全發揮，免疫大軍的戰鬥力自然也不強。

第四，好好吃

能吃就是福，能開開心心、懷著感謝的心把各種食物吃下去，那就是雙倍的福氣了。吃什麼很重要，吃東西的心情更重要，基督徒會在餐桌前說：「感謝主，賜給我今日的飲食。」穆斯林與西藏喇嘛會對著食材念誦經咒、祈福。我不會建議你一定非吃有機無毒的食材不可，倒是食材組合的方式，懷著怎樣的心情去煮、去吃，還比較要緊。這會在下一章詳細說明。

第五，活化副交感神經

副交感神經系統是身體的自癒系統，它能減輕身體發炎的程度，平衡荷爾蒙系統，降血糖、心跳、血壓也都靠它。放鬆，是活化副交感神經的第一步，第二步就是讓所有正面情緒與念頭，像是愉悅、慈悲、關懷他人，幫副交感神經加柴添火，進而使白血球有較強的戰鬥力、腦部運作順暢且充滿創意。不安、恐懼、生氣的情緒與念頭會啟動交感神經、抑制副交感神經。在古時候遇到猛獸或隔壁部族來襲，交感神經刺激腎上腺素幫助我們戰或逃，但現在除非你跳進動物園的猛獸區，否則會被突然吃掉的機率很低吧，倒是被老闆或豬隊友激怒的機會還高一些。不過，針對現代的生活環境，情緒的強烈波動對健康無益，大家反而比較需要放鬆、愉悅、自在。當副交感神經上場的時間長，自癒力、排毒功能才有足夠的時間發揮作用。

第六、轉念止靜

健康是出於「心」的選擇，就算有家族的遺傳性疾病，或是處於高汙染的生活環境、高壓力的工作環境中，也沒有人有權力宣判「你一定會得什麼病」。就算得了病，也沒有一個醫生有把握寫出你確實只剩多少時間可以活的「判決書」。

「好吧，既然得這種『絕症』活過一年的機率很低，乾脆辭掉工作去做想做的事吧！」好像在嘲笑「判決書」一般，這些打算利用「最後時間」放下一切去旅行、去陪伴愛人、去做一些讓自己開心的事、去完成自己夢想的人，再度回到醫院檢查的時候，腫瘤居然消失了，血糖血脂血壓數值都正常，這樣的案例很多。據我所知，有位住在藏南地區的西藏大叔，知道自己有糖尿病與高血壓後，就從他家出發，花了半年時間，一路做大禮拜到拉薩布達拉宮朝聖祈福，後來再檢查，什麼數值都正常了。用宗教的說法，他的心念幫了他一把。從醫生的角度來看，大禮拜這個動作很能訓練核心肌群，天天重複撲地又站起來，運動量很夠，再加上西藏大叔沿途經過不少曠野、森林、神山，都是非常原始未開發的好地方，撲地時接引地氣，起身時又吸進未汙染的新鮮空氣，一方面大自然幫他排毒淨化，一方面自己身體活動，血液循環整個拉起來，歷經半年艱辛的朝聖之旅，連難纏的慢性病都向他的意志力投降。

我堅信，從心理、生活層面來調節身心靈，使自癒力充分發揮作用，多數疾病都能不藥而癒。要病還是要健康，都是自己要來的。你可以發揮創意自由設計，吸收適合自己的健康知識與小福報，並確實執行它們，也可以參考本書第二章。

佛與物理學家說因果與病痛

「量子力學」是二十世紀以來物理學界最重大的科學進展，發展之初，卻被支持古典物理學的科學家認為是邪說，既離經叛道又胡說八道，直到實驗證明了一切，才還了量子力學清白。現在我們所運用的雷射、半導體、LED燈，都跟量子力學有關。量子力學的各種微觀實驗，不僅更新了世人的眼界，同時也證實了佛教經典中「空性」的概念（參照238頁）。

以我對物理學、西方醫學和佛學的理解，佛學中對人們有益的哲思、對健康有益的看法，有些無法用科學、醫學的語言來說明，但有些可以，而這一部分，源於佛學的藏醫藥學剛好有很好的詮釋。

我身為一個西藏人，將盡我所能用淺白的方式解說，讓大家瞭解。

上一節以「慢性發炎」的前因後果，來說明疾病是由生活中的小罪惡累積而來的，這一節將更深入聊聊「因果業力」與病痛的關係。聽到業力兩字，很多人會誤以為這是佛教徒的事，與自己無關，但如果從梵文來看，業力原文為Karma，意指行動，因此有些英文文章將它翻譯為Action。典籍上出現業力兩字，主要是要用來說明：我們的一個行為、想法，都會產生業，而種下什麼因，就會得到什麼果，有些種子會在今生今世發芽，而有一些則會在後世發芽，顯化出來。

因果與物理學

從物理學的角度來看因果業力。古希臘哲學家恩培多克勒（Empedocles）提出「自然界的一切皆由水、土、火、風四元素構成」的觀念，元素由「愛」與「恨」聚合或分開——「愛」使元素聚合，「恨」使元素分裂。而物理學界中有個「能量守恆定律」（Law of Conservation of Energy），指出自然界的一切物質皆具能量，而能量不會憑空產生或消失，只會從一種形式轉化為另一種形式，或從一個物體轉移到另一個物體，且在轉化、轉移時，能量的總量維持不變。再結合「牛頓第三定律」，兩個物體之間的作用力和反作用力，總是大小相等、方向相反，作用在同一條直線上。綜合轉化、轉移、作用與反作用力、元素間的聚合，解釋了「因果業力」的運作規則。

物理學家提到「反作用力」時，會解釋每個粒子都有其對應的反粒子，而以佛學業力的語言來說，就是所有的行為都有其反作用力，以達到「能量的總量維持不變」。老子《道德經》提到：「道生一，一生二，二生三，三生萬物。」其中的二便是陰與陽，當我學習到「陰陽」的概念時，發現它其實與「每個粒子都有其對應的反粒子」的物理學式描述，非常相近。

關於因果業力，物理學中的「量子纏結現象」（Quantum Entanglement）提供了一個值得參照的觀點。量子纏結源自量子力學的方程式，指出兩個粒子接近時可以彼此纏結，然後它們會產生連帶關係，縱使把這兩個已經產生關係的粒子分開，一個送到木星上去，一個放在地球的實驗室裡，它們還是可以繼續纏結在一起，那是一種肉眼看不到、無形的聯繫，愛因斯坦稱為「幽靈般的超距作用」。

物理學家為了證明量子粒子可以跨越空間彼此聯繫，設計了一個實驗：利用纏結原理成功地讓光的粒子飄洋過海，瞬間移動到了另一個小島上。目前量子傳輸最遠的距離可達三百四十公里，不過僅限於光的粒子而已。未來若能設計出一臺量子傳輸機器，讓位在臺北的你走進去，然後啟動傳輸功能，再讓高雄的另一臺配套傳輸機，來接收你身上全部的粒子訊息，你或許就能像科幻電影裡的主角一樣，從陰雨連綿的臺北瞬間被傳輸到陽光明媚的南臺灣，比搭高鐵還快。

科學家還發現兩個纏結的粒子，即使隔著海洋，當他們測量其中一方時，事實上也會立即影響它的遠距夥伴。如果物質、思想、情緒都符合量子纏結現象，而我們都處於一個能量總量不變的宇宙當中，且宇宙本體是個整體，本體是一個存在，我們都只是從「一」中分化出來的種種相，本書第三章將用「因陀羅網」來說明這個概念。如果是這樣，那很多難以解釋的事情似乎都有了答案。當我們咒罵別人的時候，自己也將在某一天受到別人的咒罵；當我們借錢給人救急之後，自己在急難的那天也總是會有人伸出援手。自己對別人做出的種種行為，總是不偏不倚地在日後回到自己身上。如果我們強行從別人那奪走不屬於自己的東西，暫時擁有，有一天我們也將失去那個東西。

將過去的作為「抵銷」，這就是作用力與反作用力的概念。我認為這個規則十分令人欣喜，善用這個規則，我們投出善意，就能回收善意；我們關愛宇宙萬物，宇宙萬物也將關愛我們。愛因斯坦曾問過一個問題：「你相信宇宙是和善的嗎？」如果是我，我當然願意這樣相信。

佛教醫學看疾病：外因、內因、業因

用物理學來解釋物質、現象的運行規則，雖然容易讓人信服，但仍很侷限。關於因果與疾病的關係，佛教醫學倒是有一套完整理論。

發生在我們身上的疾病，如同希波克拉底所說的，起因於我們之前在某個時空裡所埋下的「種種小罪惡」。《佛說佛醫經》更進一步把原因細分成三種，分別為「外因」、「內因」、「業因」。外因是地、水、火、風，四大不調，如水汙染、空氣汙染之類。內因是貪心（貪）、愛生氣（嗔）、癡愚（癡）三種有毒的心性。業因則與自己前世今生曾做過的那些傷害健康的行為有關。

業因又可分短中長，像是吃壞東西然後拉肚子，這屬於短因短果。中的業因則可能由生活習慣造成，愛吃香菇、海鮮、啤酒等高普林食物，平常又不怎麼愛喝水，代謝不好、排毒系統怠工、尿酸指數升高，最後變成痛風。長的業因如家族共業、基因型的遺傳性疾病、高膽固醇、多指畸形、蠶豆症、色盲，通通可以歸在這一類。

戒除致病的內在因素

趨吉避凶，遠離讓你生病的外因，與土地、飲水、陽光、空氣都很有關，留到下一章再細說。而要瞭解致病的內因，先要知道什麼是生命能量。

關於生命能量，西方醫學不談論在實驗室裡無法被檢測出來的東西，但我認為，這只是在尚未發明出能檢測生命能量的儀器，但無法測量並不表示它不存在。就像無法用肉眼看見的電磁波或地心引力，科學家也是花了很長一段時間，才證明它們的存在。不過，東方人倒是很早就懂得觀察生命能量，並透過平衡生命能量，使之運行無阻，保障個體健康。在中國與日本，生命能量類似「氣」的概念；在印度，生命能量被稱為「普拉納」（Prana）；而在西藏，生命能量統稱為「命氣」，又可再細分為「隆」（藏文 Lung）、「赤巴」（藏文 Tripa）和「培根」（藏文 Bekan）。

東方醫學體系認為人之所以生病，很大一部分原因來自於生命能量被阻礙，無法通暢地在體內運行。中醫會利用針灸、拔罐、氣功、穴道按摩來使生命能量暢通。印度阿育吠陀教人練習瑜伽、靜坐和呼吸。從前西藏的藏醫都是喇嘛，同時具有醫生與僧人的身分，今天如果有人生病，他們有各種幫人平衡生命能量、恢復健康的治療法，也教人順應季節養生的概念，但最重要的是，藏醫喇嘛會希望人人都能在產生病痛前，杜絕致使你生病的「內因」。而這個內因出自你的心，它雖然是無形的、測量不到的，但它的毒性不亞於汞、鉛等重金屬。

這致病的內因到底是什麼呢？第一個發現它的又是誰？時間回到西元前六世紀，

地點在印度迦毗羅衛國（現尼泊爾境內），有位名叫悉達多太子出宮時遇到了許多病歪歪的可憐人，心生憐憫，於是拋下王位繼承權與榮華富貴，開始了長達六年的苦修哲思之旅。就像牛頓在蘋果樹下發現了地心引力，靠近樹的地方氧氣含量特別高，特別有助於大腦思考，太子也是在一棵菩提樹下悟出：一切病、一切苦的起因在於心的「無明」，而治療的方法要從瞭解因果下手，進而破解因果循環，根除對身心靈健康影響最大的貪嗔癡三毒。

源於佛學的藏醫藥學指出貪嗔癡三毒是導致「隆」、「赤巴」、「培根」三種生命能量失衡的原因。貪欲會引發「隆」失調方面的疾病、嗔怒會引發「赤巴」失調方面的疾病、愚痴則引發「培根」失調方面的疾病。而隆、赤巴、培根的消長，與體內地水火風等元素相關。身體因生命能量、體內各元素失衡而產生的疾病多達八萬四千種，本書第二章將會深入探討善用地水火風等元素的養生方法。

第一次看到隆、赤巴、培根這幾個名詞，可能會使人充滿困惑，而用這三種生命能量來判斷病因、診治疾病，是專業藏醫的事。我們只要暫時意識到有這三種能量的存在就好，而戒掉引發各種病的貪嗔癡三毒。

戒掉貪嗔癡三毒、戒掉貪嗔癡三毒、戒掉貪嗔癡三毒，因為很重要，所以我要說三遍。

種什麼因就得什麼果，所幸人心擁有選擇的自由，可以選擇自己要造惡業，還是造善業。

心的修煉術，養出好命

悉達多太子後來成為釋迦牟尼佛，也就是大家尊稱的佛陀（意為覺悟者），在《法華經》中還被譽為大醫王。我們想對治身體上的病，可用動植物、礦石等物藥；而心靈上的病，大醫王會用法藥來醫。佛教醫學看待人的健康，不只是「有病治病」而已，包含佛陀、藥師佛等十方諸佛菩薩傳授佛法與各種鍛鍊心靈的方法，都希望人藉由修行達到覺悟圓滿的境界，離苦得樂、無病無憂。良醫治於未病，佛教醫學從最源頭去劃除病因、病根，而非等疾病發生了才消極地擬定對策。儘管幾千年前，學佛的人沒有喊出「預防醫學」的口號，實際上卻已經很懂得利用各種修持法，預先為身心靈儲存健康的本錢。

有形的、摸的到的「物藥」可以吞、可以擦、可以吸，而無形的、摸不到的「法藥」則需從「心的修煉」做起。例如，不貪，進而放捨對美好物質的執念。為了利生，付出自己的時間與心力。不嗔，進而修習慈愛。把慈愛的心意放到你自以為的敵人身上，然後發現根本就沒有敵人，看法是可以轉化的。

學武功，首先學蹲馬步；練健身，從深蹲姿勢開始調校起。若報名「心的修煉術入門班」，喇嘛會從最基礎的身口意開始教。就像健身教練一樣，會先告訴你訓練肌肉時，哪些錯誤姿勢不要做，以免傷害筋骨，喇嘛也會先告訴你哪些屬於惡業不要做，以免身害身心靈。身——打人、殺生、姿勢不良、亂吃東西、淫邪、偷盜等跟身體有關的造業。口——口業、罵人、講廢話、挑撥離間、議論是非、誣陷他人等禍從口出的造業。意——憎恨、憤怒、不爽、傷心、縱情、狂喜、貪心、無知等意念方面的造業。

以上這些行為你都不做，算是可以避凶了，但要趨吉、養出好命，還得多多做身口意三方面的善業，以得到預防疾病發生的善果，例如，身——大禮拜、轉山轉水轉佛塔，利益眾生生命，可改善骨刺、糖尿病、高血壓。口——說好話、唱歌、念經，說些撫慰人心、安定人心的話，能平衡自律神經、避免失眠。意——保持心地善良、常以利他心考慮每件事情、不惱不火、不縱情過度，可預防憂鬱症、癌症。

控管致病的因，防治疾病

因果致病的說法不僅多次出現在各種佛教經典中，中國大陸《篤行錄》作者王鳳儀與劉有生也試著從因果的角度，判斷病因。光是「講病」，去改變病人的心性或生活習慣，就能把西醫宣告治療無效的病人講活；光是理清因果就能對付百百種疑難雜症。（剛剛提到的「講病」，是指王鳳儀與劉有生不必開藥或針灸，僅透過分析、向病患講解因果、心性、生活態度、生活習慣，而治好疾病。）

王、劉兩位老先生講病的原則，根據的是中醫理論，中醫有「七情致病」說，

《黃帝內經》提到：「恬淡虛無，真氣從之，精神內守，病從安來？」經上提到的真氣就是正氣，由善心而來，能保護身體不受邪氣侵害，或把身體裡的病邪之氣排出體外。懷著恨，結果就產生種種心病。肺病因惱人而起、因忌妒而生，而脾胃病從怨氣——怨人、怨己、怨天，由人愛抱怨而來，腎病則與煩有關。

另外，倡導以肯定句轉化深層信念，啟動自癒力來治療疾病的美國賀氏書屋創辦人露易絲．賀（Louise L. Hay），更詳細地把生理上的問題，與可能造成疾病心理原因整理出來，像是：因為對未來有恐懼感、不想動，可能造成小腿疾患。而造成便秘的心理因素可能是，拒絕釋放舊思想、為過去牽絆，或是有時候很吝嗇。平衡感喪失則與散亂思想、精神不集中有關。

以上一中一西，可與佛教醫學中的因果之說相互參照。

藏醫藥學中的生命能量

1. 隆（藏文Lung）對應「風」，主要依附在人的下半身、生殖器官中。隆負責人體呼吸、循環、輸送養分，為生命活動的動力。「貪」會使隆失衡。無形的情欲、房事過度、喝太多冷水、食用過多花椒、睡眠不足、大小便失律、空腹過勞、說話過多、過度悲傷痛哭，偏執地追求什麼，導致心力交瘁等，都屬於隆病（又稱風病）病因。

2. 赤巴（藏文Tripa）對應「火」，主要依附於人的肝膽，人身的中段。赤巴負責產生熱能並維持體溫、新陳代謝、壯膽長智慧，為生命活動的能量。「嗔」會使赤巴失衡。飲食積滯消化不良、食用過多酸辛性熱的食物、經常生氣、忌妒心強、外傷切中要害、驟然辛勞、飲酒過量、觸犯神佛等，都屬於赤巴病（又稱膽病）的病因。

3. 培根（藏文Bekan）對應「水」和「地」，主要依附於腦髓，人的上半部。培根負責保持水分、潤滑關節、穩定情緒、滋潤皮膚、調節睡眠、調節胖瘦，調節各種生命活動。「癡」會使培根失衡。睡處潮溼、沐浴受涼、衣著單薄、食用過多重寒苦甘的食物、無形的癡愚、思維的僵化沒有彈性，吃未熟、燒焦、過期的食物等，都屬於培根病（又稱涎病）的病因。

1-7 用智慧瞭解善待身體

人生追求的是什麼呢？學業事業、愛情婚姻、財富、健康……仔細看看佛寺裡許願的小布條，大家的心願大多不脫這幾樣，似乎擁有這些，人就會快樂。但其實因果順序剛好相反，當能領悟「真正永恆的快樂」，就能擁有一切，包括健康。

西藏人有九成以上為佛教徒，我們從小學佛、學習什麼是真正永恆的快樂，希望自己能像佛陀一樣行動、像佛陀一樣講好話、像佛陀一樣正向思考，像佛陀一樣充滿利生智慧。自幼，我的上師便提醒我，能不能成佛有兩個關鍵，第一是「特」（指方法，藏文 Te、英文 Method），第二是「雪若」（指智慧，藏文 Sherap、英文 Wisdom）。當智慧開了、方法對了，就能到達無生老病死種種苦、充滿永恆快樂的彼岸。

成佛會變成怎樣呢？「佛陀」是漢語，梵文原意是「覺悟者」，你若成佛，就能徹底明白宇宙生命萬物的成因、因果關係，成為什麼都知道的覺悟者。佛學又是在學什麼呢？學的是智慧與慈悲，開啟證悟空性的智慧，與發下利己利他利生、希望大家一切都好的菩提心，希望大家一切都好，最主要就是要解決生老病死的問題。若把成佛的過程視為一趟旅行，在這趟旅行結束時，我們將完完全全明白宇宙的種種奧祕，包括人體的一切、心靈的一切，這些科學家、哲學家一直都很想弄明白的事情。西藏民間流傳著一句詩：「佛是過來人，人是未來佛，我也曾如你般天真。」還沒徹底了悟世界奧祕前，我們是人，了悟世界奧秘之後，我們是佛。人若有了智慧，就能把自己照顧得很好、很快樂、很健康。

開啟自我療癒的智慧

智慧又是什麼呢？先有資訊、知識，然後知道去執行，就是智慧。人要開智慧之前，必須先具備一些知識，否則就像想升火卻沒有木炭一樣，智慧之火很難升起。這個規則同樣能應用在追求終極的健康上，我們用智慧瞭解、善待身體，理解身體運作的機制，然後學習調整、調適、轉化的方法，就不會一見到健康報告數值不理想就頭大，或是被醫生宣布得了什麼難解疾病就大崩潰。即便現在健康狀況不理想，擁有智慧就能轉化一切，使身心靈一切安好。

真正的智慧是帶有行動力的，知道怎麼啟動自癒力，知道那不必外求，就在自己身上，就像真正永恆的快樂一樣，它不在外面，而是在自己心中。向外求容易落入越要越想要、貪的陷阱裡，或是得不到就生氣，要知道，你所需要的一切，其實你早已擁有它。就健康的面向而言，我們每個人身體都配有完美的免疫、排毒系統，想要健康，只要向內求，讓自律神經系統、免疫系統、排毒系統都盡職發揮作用即可。

從前的傳染性疾病或許可以用同一種疫苗防疫，但現在的自然環境被人為破壞得很嚴重，氣候變化不按牌理出牌，慢性病、癌症成因複雜，每個人面臨的健康問題與對應方法也不像從前，光靠同一套醫學知識、同樣的SOP，無法解決所有人的問題。醫生可以傳遞健康教育的知識，但知識還是要靠個人內化吸收，才能真正符合個人獨特的需要。比方說要治療高血壓，要先知道自己是緊張引起的高血壓、基因型的高血壓、吃太鹹與肥胖造成的高血壓，還是腎臟功能不全造成高血壓。要先瞭解「因」，才有機會解決「果」，不是所有高血壓都一樣解法。有的該吃高血壓藥、有的需要吃清淡一點，有的其實只要學會放鬆、刺激副交感神經活性，就能降血壓，還不用吃藥呢。你若是因脾氣不好、愛生氣而使血壓升高，該解決的是脾氣的問題，而不是把廚房裡的鹽通通倒掉。沒有智慧，只會讓人一直固著在「癡」的迷境當中，看不清通往終極健康的路徑。

西醫預防醫學藉由篩檢，有效控管代謝、內分泌與傳染性等疾病，篩檢由專業醫護人員「由外向內」，透過各種指數、評量，幫人評估身體狀況，再提供相對應的醫療建議。在東方，印度、中國、西藏醫學則由「氣」和「身體能量」出發，由內向外掌握健康的關鍵平衡。東方醫療體系教你向內看，調氣、調心性、調身體能量，只要學習各種養生知識，你不一定非得是醫生，也能替自我健康把關。東方醫學認為，身體要沒有疾病，得從心靈著手，靈性穩定時，自律神經系統、免疫系統自然能啟動療癒機制。當身心受到溫柔的關注與呵護時，療癒和轉化就會發生，尤其當內心感到平靜、快樂、滿足、安全、自在的時候，身體的自我療癒能力能發揮最大效力。西方科學家做過許多實驗，發現當受測者觀想各種美好事物時，或透過靜坐冥想使自己心情平靜、愉悅時，可增進副交感神經作用，他們的身體同時具有較高的免疫力，且能使血壓、血糖、血脂均回復至理想數值。

交感、副交感的運作機制

使自癒力發揮最大效能的關鍵在於自律神經是否平衡。自律神經由交感神經系統（Sympathetic Nervous System，簡寫為SNS）和副交感神經系統（Parasympathetic Nervous System，簡寫為PNS）組成，一陽一陰，陰陽調和時，身體各器官自然不會有失調的狀況。人體大部分的器官都由自律神經支配，交感與副交感兩個神經系統合作掌管心跳、體溫、呼吸、消化、流汗等維持生命機能的大小事。

野獸要咬過來時、情緒大伏波動時、壓力爆表時，交感神經馬上啟動，這時因為身體認為你需要應戰或逃跑（Fight or Flight），於是很貼心地開始幫你分泌腎上腺素和皮質醇等，使心跳、血壓、血糖增加。而呼吸急促、流汗增多、瞳孔放大、支氣管擴張，肌肉就有足夠的葡萄糖做反應，大腦也有足夠的能量下判斷。要打架時，交感神經絕對挺你到底。

不過，就算要打也不要打太久，因為交感神經系統發揮作用時，就像把糧草都調到前線打仗用，但戰事拖太長，後頭的百姓可要餓肚子了。比方說皮質醇會削弱免疫系統活動、叫T細胞暫時不要繁殖、減緩白血球活動。消化酶、唾液、胃酸、膽汁都會減少。此外，腸胃蠕動會變慢、膀胱收縮會被抑制，製造排泄物或身體的排毒，都會暫停，當你忙著打架或逃跑，身體當然沒空吃喝拉撒。換句話說，身體要應戰的時候很忙，眼下就要被野獸吃掉了，跟生死暫時無關的免疫力、自癒力、排毒力通通會降低，這就是身體的應戰反應。不過，現在要遇到野獸的機率很低，但像野獸一般不通情理的人倒是很多，他們可能讓你有恐懼、氣憤、焦慮、憂鬱、厭世、忌妒、悲傷的感覺，這時交感神經也會叫身體準備應戰或逃跑。

副交感神經掌管跟上述作用相反的反應，以陰陽來比喻，若交感神經是「陽」，副交感神經就是「陰」；以開車來比喻，交感神經像催油門，副交感神經像踩剎車。不用打架的時候，人就能顧上吃喝拉撒睡，和生活中一切快樂的事。副交感神經當班的時候，會叫消化酶分泌多一點、增加胃酸和膽汁、增加腸道蠕動、增加消化速度與程度、加快排泄代謝、令白血球活跳跳很有幹勁，免疫系統全員出動，自癒力大增……聽起來滿不錯的吧，那要怎樣啟動副交感神經？除了要不恐懼、不氣憤、不焦慮、不憂鬱、不厭世、不忌妒、不悲傷之外，最重要就是睡飽吃好，或享受性愛、感覺被愛，或使心情愉悅、平靜，覺得自己很安全，沒有野獸也沒有像野獸一樣的人會來攻擊你，用眼、耳、鼻、舌、身各種感官來體驗當下的美好，這些都是呼叫副交感神經開始運作的訊號。

自律神經失調，波及範圍廣

當人感到快樂、壓力剛剛好的時候，自律神經就會乖乖的，該怎樣就怎樣。健康人體原本的設計是，交感神經值完班下哨，副交感神經馬上接著登場，就像白天和黑夜，一陽一陰，合作無間。因為交感、副交感神經主管身體大部分的器官，當它們兩個不合作、不換班的時候，人身體哪裡弱哪裡就先出狀況，接著一連串頭痛頭暈胸悶、呼吸不順、消化不良、頻尿多汗、肌肉痠痛、疲倦失眠都有可能發生。

臺語有句俗諺說：「歹年冬，厚肖郎。」形容壞年頭，遇到瘋子的機會特別多。現代雖沒有野獸，但有像野獸一般，情緒容易失控、讓人害怕的人，還有各種噪音、各種3C產品，有事沒事就會響一下的通訊軟體群組，聲光色刺激比從前來得更多、更持久、更無孔不入，人很難真正靜下來，交感神經一直處於亢奮狀態。如果公司讓員工超時工作，容易出問題，同樣的，讓交感神經一直當班，壞處也很多，所謂「自律神經失調」大部分指的就是這種狀況。陰陽失衡，五臟六腑跟著班表大亂，各器官都會受傷。因此現代人更需要的是提升副交感神經，才能幫助全身恢復平衡。

經常不自覺把恐懼、氣憤、焦慮、憂鬱、厭世、忌妒、悲傷留在心上的人，交感神經會跳出來主導一切，讓免疫細胞休假去，增加罹患各種疾病的風險。西醫學界將憂鬱、生氣、敵意、害怕等情緒歸納為疾病傾向性格（Disease-Prone Personality）。研究證實，疾病傾向性格與氣喘、關節炎、潰瘍、頭痛、冠狀動脈疾病具有相當程度的關聯。再進一步分析一定數量的臨床案例，研究人員發現，某些性格與某些疾病之間具有關聯性，像是腸胃型的疾病與長期緊張焦慮有關；而經常易怒、習慣對他人懷有敵意，心血管則容易出問題。

不怕情緒來搗亂

自律神經之所以叫做「自律」，就是因為它不受大腦控制。當自律神經失調，大腦沒辦法直接叫它恢復正常。」自律神經對情緒的波動十分敏感，雖無法直接控制它，但我們能從調節情緒下手。這不是要你去否定情緒，而是不讓情緒在心上停留。

當太過認真要去否定各種「負面」情緒時，反而有可能壓力更大，或是自責、否定自己，我不希望你太苛責自己。

人在江湖走跳，產生各種情緒在所難免，但擁有豐富的情緒是否會導致疾病，關鍵在於心態。擁有健康的人，多半擅長轉化各種情緒，樂觀淡定地欣賞情緒起伏來去，知道情緒無常、隨生隨滅。能處變不驚，副交感神經就不會失去功能，體內的自然殺手細胞、T細胞等免疫細胞，該圍剿癌細胞的時候，都能發揮戰力。

相較之下，容易被疾病纏身的是那些習慣將情緒留在心上的人，不斷擴大它的影響力，不斷刺激交感神經超時工作，悲觀厭世地將煩惱視為永久，若又同時具有抽菸、酗酒、嚼檳榔的習慣，再加上體重過重、身體活動量不足，即為罹患慢性疾病的高危險族群。

我們沒辦法喊一聲「血糖啊，你給我降」，或是「血壓啊，趕快恢復正常」，身體就突然恢復健康。但我們可以從去平衡自律神經開始做起，當交感神經太活躍的時候，記得踩剎車，該休息就休息，要懂得觀察身體的種種小細節與狀態，懂得怎樣啟動副交感神經。擁有利生的智慧，即是看透情緒來去如同河水上的一片花瓣，它會漂過來，也會順水流走。真正永恆的快樂、完美的免疫力與自癒系統不必向外求，都在我們之內，是我們一出生即擁有的標配。即便有人能像遠古時候的野獸那樣令你緊張、不安，你在做出戰或逃反應之後，就無需將那緊張與不安的情緒留在心上，該讓交感神經與副交感神經適時交班。當你愉悅、放鬆、自在，該吃就吃、該睡就睡，只要能平衡，身心靈將一切安好，就像它原本一樣好。

西藏醫心術——戒定慧對戰貪嗔癡

西藏醫學在很久以前，即對人體、人心與靈性有很好的掌握。至少比達爾文進化論早了一千年，藏醫便已明瞭胚胎在母體形成的過程。西元八世紀時，藏醫已採用圖解的方式說明人有三百六十塊骨頭（把牙齒和指甲等也包含在內）、九百根筋絡、韌帶十六處、毛髮兩萬一千根、孔竅九處等。藏醫也很早就瞭解到人的思維、精神變化，會如何影響心臟、腦部與各種器官。

治療由心引發的大小疾病，藏醫醫人從心下手，心的三毒「貪嗔癡」會引發體內隆、赤巴、培根三種生命能量的失衡，相對應的解藥是「戒定慧」。

以戒治療貪，出家人持各式各樣的戒，來抵禦貪欲之心。一般人也能用這個方法，例如，戒菸、暫時戒掉對自己不適合的食物等，女孩子尤其在生理期時要戒冰，腎功能低下的時候、懷孕的時候，各種不同的狀況，有不同的戒律要守。

以定治療嗔，定可用禪定來理解它，出家人練習禪定主要是要消除我執，放下對「我」這個觀念的執念。禪定能清除心的雜染，使心靈純淨。佛家「禪定」或道家「放空」時，心不隨境轉，腦波可轉為α波（九到十四赫茲）專注而放鬆的狀態，這時副交感神經作用旺盛，身體進入高免疫狀態。厲害的修行者甚至可變成θ波（頻率四到八赫茲），達到更深層的放鬆，這時身體的自我修復力更為強大。

以慧治療癡，佛學中看到「般若」兩字，指的就是智慧。出家人期許自己能擁有精通宇宙實相真相的般若智慧。一般人可從咀嚼「萬法由心生、萬法由心滅」這兩句話開始做起。或是直接從事「利他」對他人有利的行為，藉此消融他人與我之間的界線，可轉移對自我情緒的過度關注，有助於撫平過度亢奮的交感神經。

1-8 眼耳鼻舌身調節身體

按藏醫藥學與印度阿育吠陀的觀點，宇宙中的萬物，包含你我，皆由地、水、火、風、空五元素組成。宇宙本身是一個和諧良善的存在，若人也能恢復原本的和諧，也就是五元素協調不失衡，基本上就會健康。就像自然界的一切，草木會生長，死亡後腐爛又分解成土壤裡的養分，再次讓草木吸收；或是河水蒸發到天空變成雲，又凝結成雨，降回河裡。宇宙自然界的一切，生生不息，以良性循環的方式運作，設計相當完美。人體是宇宙的縮影，原廠設計一樣相當完美、完整，有自我修復、除錯的功能。

想想古印度、西藏的僧人、修行者，在喜馬拉雅山附近、在冰天雪地的高原上修行，那裡沒有醫院，要找醫生也不是那麼容易，他們卻能健康地、持續不輟地修行，一待就是好幾年，換作是一般人在山上待那麼久，早就餓死、凍死、病死了吧。僧人與修行者怎麼這麼厲害，都不會生病？研究藏醫藥古文獻或印度人的修行方式，發現他們都是調節體內元素的高手，能把自己的平衡顧得很好，就像完美的宇宙一樣好。同樣都是要恢復平衡，各家各派各人依天性稟賦，有人靠修煉心性達到生理平衡、有人靠練習身體動作平衡生命能量、有人打坐調整腦波與天地連線啟動自癒力、有人靠打手印調節體內五元素……都滿好的。

比較高級的技巧留到後頭再慢慢講，這節先講簡單的，所有人都能輕易做到，那就是利用眼耳鼻舌身去感受、產生愉悅感，使副交感神經開始工作，把自體免疫力與代謝功能發揮到最高效能，一起來練習看看吧！

正念

預防醫學提醒我們要開啟「防患於未然」的智慧，當沾染太多複雜情緒，生命出現Bug時，應該適時啟動除錯、自我修復功能，就像經常維護清理的電腦，運作速度順暢，而都不維護的電腦則越用越難用，更嚴重到中毒、經常當機的程度，自己修復起來就很困難了。前一節提到，自我修復、自癒力與副交感神經有關，要讓副交感神經系統開工，最直接的作法就是讓自己開心。但這裡說的開心不是夜夜笙歌、極樂、超爽的放縱型享樂，而是透過正念所得到「種種微小但確切」的幸福，也就是現在年輕人都很懂的小確幸。

「正念」（Mindfulness），近幾年在西方世界火速竄紅，甚至又從西方紅回東方，舉凡正念飲食、正念走路、正念倒垃圾……什麼都能跟正念產生連結，什麼事加上正念就好像變得很厲害。但對西藏人來說，正念不是什麼新觀念，早已內化到日常生活當中。傳統藏區沒那麼多東西讓人分心，尤其下大雪時，特別寧靜，在屋裡添柴煮水、用酥油茶拌青稞粉捏成糌粑，能感覺到火爐的熱氣、聽見水煮開波囉波囉的聲音、聞到奶茶的香味，還有手指捏糌粑的觸感，藏人分分秒秒活在當下，用不著刻意學習。而飄洋到海外的佛學大師發覺現在很多人心跑太遠了，跟身分離了，所以特別講正念，希望大家能夠再度感受到幸福，去察覺當下所發生的一切，而非活在對未來的焦慮、對過去的悔恨當中。放鬆、平靜且專注地過著當下的生活，就是正念。

練習把心思專注在當下，能幫助我們收回放逸紛雜的思緒。還記得嗎？交感神經常常就是被一些不安、緊張的情緒所過度刺激，才造成免疫力低下。練習正念，一方面也是在學習深層放鬆、活絡副交感神經，讓腦波從焦慮的β波將低為頻率較慢的α波，去感受幸福快樂、感受專注、感受源源不絕的創意從天而降。

專注當下，可不是要你專注在緊張的當下，而是專注在美好的當下，如何美好呢？用眼耳鼻舌身去感受當下的美好。如此一來，等於按下副交感神經的開關，讓免疫力、消化代謝功能開始運作。

視覺

自律神經受到的刺激大多從視覺而來，八〇%的外界刺激由視覺侵入，眼睛看到什麼，會直接引發我們腦中各種想法，進而產生種種情緒。成也視覺、敗也視覺，自律神經平衡與否，端看你打算給自己看見什麼。

欣賞山川湖泊等自然美景、探望可愛的親友，或是像我們西藏人一樣觀想慈悲的佛菩薩，都讓心情處於愉悅放鬆的狀態，提升了副交感神經活性。但老闆突然傳Line來交代事情，或讓畫素很高的電視、電腦、平板不斷侵入視覺，常常負荷量超載了，自己都沒發現，交感神經因此容易過度興奮。我有一個朋友是經絡治療師，他曾開玩笑說，自從大家開始愛滑手機之後，診所的生意就越來越好。資訊的超載對睡眠影響尤其明顯，像是身體很累躺在床上卻無法入眠，頭腦很難關機，就是超載的警訊。

所以還是看看海、看看山最棒了，甚至光看圖片都有效。在美國，有家名為「床邊風景」（Bedscapes）的公司，專門販售美麗的自然風景圖片給醫院，讓沒有靠窗的病人也有好風景可以欣賞。讓病人看美景能提高免疫力，早日康復。種種研究結果顯示，宜人的自然景緻能讓副交感神經發揮作用，進而紓解壓力、放鬆肌肉，使生病的人復原快，一般人從疲勞中恢復活力的速度也會比較快。像是澳洲大城市裡的上班族，就很愛利用午休時間到公園裡吃午餐、睡午覺甚至慢跑，我覺得他們很懂得休息，稍微放鬆一下，下午工作效率更好。

聽覺

聆聽潺潺水聲、鳥囀等自然界的好聲音，或是聽和諧的交響樂、自己唱首歌給自己聽，也都能刺激副交感神經。聲音的力量非常驚人，有些西藏歌者具有以歌聲療癒人的天賦，他們每天會練習幾個特殊的發音，這些不同的聲音頻率透過旋律傳達到聽眾耳中時，會與人們體內的器官產生共振，幫助人們釋放深藏在深層肌肉裡情緒與壓力，聽眾經常不自覺流下眼淚，我聽完歌後曾感受到前所未有的舒暢。

另一個是西藏的音缽，音缽發出的聲音純淨美妙，任何人都可以拿一支小木棒，在音缽上畫圈，使它發出聲響。有趣的是，持缽時心中若充滿雜念妄想、思緒紊亂，音缽的聲音就會卡卡、不連貫，當我專注回到當下，平靜且心無旁騖時，音缽的聲音就會轉而順暢、深層，有人形容說這是能與宇宙源頭共振的音頻。音缽在藏區很容易找到，每個聲音都不太一樣，有機會前往西藏、青海、雲南、四川的藏區，不妨為自己挑一個相應的音缽。

此外，在全世界諸多古文明中，都能找到藉由Om（嗡）這個發音，與宇宙連結、或用來療癒止痛、或使心神穩定。天文學家偵測到宇宙瀰漫著Om聲，瑜伽士持誦Om聲達到人我合一的境界，哲學家、蘇菲派修行者從唸Om聲中得到滿足、安全感與精神上的喜悅。在藏傳佛教中，許多心咒都包含Om這個基本發音。我自己在觀修藥師佛過程中，會觀想身口意與藥師佛的身口意沒有分別，頭部、喉間、心上，也就是藏傳佛教脈輪頂輪、喉輪、心輪的位置，發出三個梵音Om（嗡）、Ah（阿）、Hung（吽），同時發射出白紅藍三個顏色的光。值得一提的是，藥師佛的種子字就是「吽」，是藍色的「吽」。藍色代表沒有造作、不變化、不變易。西藏唐卡上所繪的藥師佛，佛身大多為藍色（少數為肉色），如藍琉璃般晶瑩剔透，藍色的身體象徵能冷卻平息眾生八萬四千種熱惱痛苦。Om（嗡）、Ah（阿）、Hung（吽）又稱為三字明咒，發這三個音的時候能打通氣脈、調和陰陽、補虛瀉實，即便不是佛教徒，常常練習對身體也很好。

嗅覺

聞花草香、精油、食物香氣，吸收森林中的芬多精與氧氣，不但有利副交感神經系統，另外還有促進肺部排毒，避免罹患呼吸道疾病的益處。

很多人為了要抗氧化、去除自由基，花了不少錢保養，拚命吃維生素A、C、E。即便是營養品，過與不及都不好，有時貪多服用高劑量，反而造成身體負擔。但認真去山上換氣、淨化肺部，卻是怎樣都不嫌多。當人呼吸到足夠氧氣時，肺部氣泡會打開，因此又能再吸入更多氧氣，身體含氧量提升、血液循環也提升，清除過多自由基的效率就會很好。

在我的預防醫學診所裡，經常會運用各種精油，一方面淨化空氣，一方面使病人一進門就從嗅覺上得到愉悅感。有些精油還有特殊效用，像是從前歐洲黑死病大爆發時，醫生們便使用一種鳥喙型口罩，並在鳥喙最前端滴上幾滴由藥用級薰衣草所提煉出的精油，防止病菌入侵。此外，幾種藥物或食材搭配得宜，能發揮1＋1大於2的「協同作用」，精油也適用這個規則。想舒緩身心可以用薰衣草、甜橙、依蘭；緩解緊張可以考慮檸檬與檀香的搭配；迷迭香、佛手柑、依蘭與檸檬的組合，或許能撫慰你低落的情緒。在整合輔助醫療（簡稱CAM）中，芳香療法（Aromatherapy）除了讓患者以蒸氣吸入，精油還能擦能抹，甚至口服，藉精油抗菌、紓壓、提升免疫力，甦活副交感神經系統。中西方都有很多醫師經常使用這樣的療法。

像我自己會帶瓶精油，精神不濟、頭昏腦脹時，滴兩、三滴在手心並來回搓幾下，讓體溫幫助揮發，再捧到鼻子前嗅聞，一邊深呼吸。鼻子跟皮膚是第一線接受外界刺激的器官，精油的效用能很快傳送到大腦與肺部，這是非常容易實行的嗅覺療法。當然，一〇〇%天然的植物精油才有療癒效果，摻雜人工香精的精油會擾亂新陳代謝與內分泌，造成慢性傷害。純天然的精油一定會裝在深色的玻璃瓶中，防止變質，裝在透明塑膠容器中的多半不是一〇〇%純天然。

味覺

很少有哪個國家的電視新聞像臺灣這樣經常出現美食資訊，可見臺灣人有多喜歡吃。這樣很好，在美食如此多元的臺灣，大家不妨多多藉由味覺享受來提升免疫力。

慢慢享受一頓飯，打開所有感官來吃，味覺能嘗到酸甜苦辣，但要察覺香味的是嗅覺，察覺質感的是觸覺，讓所有感官一起「吃」，最好吃。重點不在於吃的東西有多貴、食材有多麼新鮮、天然、有機，重點在於吃的心境。懷著感謝、喜悅的心情吃任何東西，即使是一碗滷肉飯、一杯古早味紅茶，都能為你帶來滿滿的正面能量、帶來愉悅感。副交感神經值班的時候，消化吸收功能特別強大，營養利用率最高，若你在交感神經活動旺盛時吃飯，身體只關注要作戰還是要逃跑這類的決策，對你吃進什麼是毫不在意的，有可能該吸收的不吸收，該排毒的不排毒，血糖亂飆，體內代謝大亂。什麼時候交感神經活動旺盛？你生氣、焦慮、緊張、心繫工作時，所以就算待會兒天要塌下來，你現在若在餐桌上，還是先微笑享受這一餐吧！

觸覺

國外有人發現，在育幼院的嬰兒即便有豐富的營養、良好的衛生條件，但夭折的機率還是比在正常家庭、經常被父母親人抱在懷裡的嬰兒高。對於幼兒發展遲緩，醫界也察覺到，有一部分原因可能與孩子自幼接受的觸覺刺激不足有關。看到這裡，不如先放下書，趕快給小孩、伴侶或寵物一個愛的抱抱吧！

抱人與被抱的、按摩與被按摩的，都會讓觸覺獲得良好的刺激。總結一下科學實驗對觸覺的研究結果，以按摩為例，經常按摩的好處有：減低憂鬱、焦慮、壓力，增強日常專注力與覺察力；增加淋巴球、自然殺手細胞等免疫細胞的數量；促進血液循環，降低過快的心跳、過高的血壓與皮質醇濃度。皮質醇是種壓力賀爾蒙，它不是壞東西，只是濃度太高就不好，長期處於壓力之下身體容易分泌過多的皮質醇，適度的皮質醇能提升大腦效能，但皮質醇分泌過盛卻會損害腦細胞和心臟。

我幾年前曾跟一名英國學者研究情緒壓力與癌症的關聯，全球五十多位古今中外的國家元首、領導人，包含毛澤東、鄧小平、蔣介石、甘地、邱吉爾、老布希等，他們日理萬機、處理一國大小事，照理來說應該壓力非常大，但全球壓力最大的這群人卻很少死於癌症，追根究柢，他們都諳熟紓壓之道，都擁有自己的專業按摩師，不只居家照護日日調理，甚至連出國時也把按摩師一起帶去。臺灣的政商名流也喜歡藉由按摩紓壓，不少人每週至少一次請按摩師到家中做療程。壓力紓解掉，身體就不會累積毒素。

透過眼耳鼻舌身，我們能察覺到當下許多令人愉悅的小確幸，或許是桂花開了、橘子熟了，一杯泡得剛好出味的茶。愉悅是啟動副交感神經、提升免疫力的關鍵，讓自己舒心，身體就跟著舒暢。視覺、聽覺、嗅覺、味覺、觸覺可以單獨享受，也能合併感受。你可以用精油按摩，使嗅覺、觸覺都得到滿足。或是去遠眺，視覺有展望、聽覺有蟲鳴鳥叫，嗅覺有樹、花與草的香味，運氣好的時候或許還能體驗到雲在你頭頂、你在雲中、雲在你腳下的整個過程。討好副交感神經的方法很多，你決定從哪裡開始呢？

第二章

人體地水火風空——呼叫大宇宙

借力使力，藏傳五元素養生

2-1

東方醫療系統包括中醫、藏醫、印度阿育吠陀採取宏觀的角度，特別重視人體小宇宙與自然界大宇宙的聯繫，講究人體小宇宙中各元素的平衡。

時輪曆法：統攝大小宇宙

在西藏，很多優秀的藏醫同時也具備豐富的天文曆法知識。藏密無上瑜伽部中的時輪金剛密法，統合天文曆法與醫學。由外時輪、內時輪、別時輪三個時間之輪理論組成的《時輪攝略經》，闡述外時輪——大宇宙中的日月星辰天體運行、春夏秋冬季節更迭；內時輪——人體小宇宙中的經脈、地水火風空五大元素的活動，以及色受想行識五蘊之間互相影響的關聯性，揭露天體、人體的對應規律；

別時輪——要點在於修持與時輪金剛有關的密法，使內外時輪和諧、淨化。

藏醫算出人的骨頭有三百六十塊，與時輪曆一年三百六十天相吻合。其中脊椎骨二十八塊，能對應到天上的二十八星宿。手腳大關節有十二個，而一年有十二個月。前面提到的生命能量「赤巴」運行於人體中的日脈，會受外在的太陽影響；生命能量「培根」運行於月脈中，受月亮影響；「隆」運行的中脈受羅喉星影響（另一說認為是彗星）。與「隆」有關的疾病在春天開始產生，夏季到達頂峰，屬於好發期，隨天氣轉涼到秋天慢慢消退。「培根」剛好相反，冬季多，隨天氣漸暖到了春天才慢慢消散。有趣的是，藏醫還參考了這些生命能量的季節起伏，對夫妻行房次數提出養生建議，像是夏季半個月一次為佳，避免刺激「隆」能量高漲，冬季依個人體力次數頻繁一些倒無妨，還能藉此削弱蓄積過多的「培根」。

哪些季節會影響器官的活力？什麼時候適合上神山採藥？什麼時候是對病人用藥的最佳時機？四季該如何養生？脈診脈象與四季五行有何關聯？在西藏學醫也得學曆法，否則不能精通。例如藏曆的二、三月屬於春季，春暖時，人的毛細孔張開，使熱能流失，容易誘發培根病，建議此時多運動、多擦身，多食肉類、蜂蜜和薑湯。採藥方面，根莖類草藥主治骨骼、經脈、肉，在秋季汁液內含時採集最好。採藥不只分季節，有些草藥甚至精細到必須講究在哪個時辰採取藥性最佳，這在醫書上都有記載。又或者，由珍貴金屬製成的珍寶類藥丸必須在曆書上標列的吉祥日時才能服用。西藏有句話說：「有算必有藥，有藥必有算。」意思是說西藏人採藥、製藥的最佳時機都必須參考天文曆法，需要推算，才能製出良藥。佛學密法、天文曆算與醫學知識三個領域，息息相關、密不可分，都是藏醫的必修課程。

接應自然的正能量，修補損傷

藏醫藥學仔細研究了人體、天體間相互影響的規則，發現這種影響是雙向的。人體的地水火風空與自然界的地水火風空元素，相應且實為一體。從這個規則衍生，當我們身體不調、不和諧時，可以把自然界的真善美當作自己的校正基準，使身體再度回正，擺脫一切疾病。原始美善的自然很有療癒效果，但那些已被汙染的水源與空氣卻對恢復健康無益。就像你要畫直線，要找一支好的尺，若尺扭曲變形，畫出來的線肯定歪扭；若你要幫鋼琴調音，調音器的音準也得是準的，調音才有意義。用西醫的話來說，接觸純淨無染的大自然能刺激副交感神經、降低心跳、降低皮質醇濃度、消除肌肉緊繃，並使血壓、血糖、血脂恢復理想數值。用眼耳鼻舌身去感受自然宇宙的和諧與美好，有助於穩定情緒，使突然間的暴怒、無來由的厭世、持續擴大的焦慮等，都能很快被轉化。

親近美好的大自然，對疾病痊癒有正向幫助，光是用眼睛欣賞自然美景，即能產生一定的效果。美國醫護人員發現，在窗外綠意盎然的病房裡調養的病人，復原的狀況比終日面對水泥牆的病人好，至少止痛藥不用下得那麼重。有研究指出，人焦慮時對於疼痛或其他不舒服會特別敏感。而因為看中自然對病患的輔助治療效果，紐約人決定在腫瘤放射中心對面建造治療花園。這也是紐約第一座專為醫療用途興建的花園，投入六十萬美元，栽種常綠樹木、灌木和各式花卉，使癌症病患和他們的家人能就近受益。在西方，已經有越來越多醫療機構懂得利用花草樹木等植物的力量輔助治療疾病，或是讓病人吸入純天然的植物精油穩定情緒，或讓憂鬱症病患親自照顧植株，從中找回生命力。從前的藏醫習慣親自採藥來製藥，跪在土地上，用感謝的心情，小心翼翼地從土壤裡取出植株。不只是藏醫，其實任何人都可以，當我們願意虔心謙和地向自然、向植物請求力量與協助時，自然之母總是能給我們最溫柔的撫慰。

藥師佛的祕密花園

我們身處的世界有許多美麗、充滿療癒能量的花園，在西藏還有個「祕密花園」，是西藏醫師們的祕密基地，也就是藏醫藥始祖——藥師佛的居所。這塊醫療淨土被稱為「藥王城」、「東方琉璃淨土」或「東方淨琉璃世界」，經書上記載，藥師佛曾在此為天神們傳講醫學。藏醫或修持藥師佛法門的修行者，透過觀想，能身歷其境，直接親近藥師佛的祕密花園。我自己有時會觀想我們所處的世界與藥師佛本尊所在的醫療淨土，並沒有差別，即使活在人世間，但就像身處藥師佛國之中，舒心安適，沒有病痛。在這個淨土裡不會受到生老病死干擾，東方琉璃淨土如同其他佛國淨土，是個衣食無缺、不會太冷太熱的優良學習環境，在這裡能心無旁騖地學習善知識。淨土就像是了悟成佛前的補給站，身處其中，能直接接受諸佛菩薩的陶冶指引。

一般人就算還沒學會觀想，還是可以用肉眼欣賞到喇嘛們繪製的《東方琉璃淨土》唐卡掛圖，既傳承醫藥訊息，也能使人心靈感到平靜安適、增加生命力。圖中的藥師佛端坐淨土中央的宮殿裡，向眾菩薩、佛弟子、天神、藥神、天庭侍衛與各方醫仙傳講《四部醫典》。東方琉璃淨土，其土清淨，以琉璃為地，道路以金繩為界，宮殿軒窗羅網皆以金、銀、琉璃、珍珠、瑪瑙、珊瑚、琥珀構成。你或許會覺得它像是座綠意盎然的藥用植物園，鳳凰、豹、孔雀、熊、大象、同命鳥等動物鳥禽在園裡自在優遊。金色訶子、阿魏、寒水石、紅檀香、葡萄、苦楝、龍膽……人世間有或沒有的藥材，在東方琉璃淨土中通通有，傳說中，以佛國淨土裡的藥材製成的各種靈丹寶藥，「可使熱病轉涼、寒病轉暖，平息八萬魔類」。

在青海藏文化博物館大廳就有這樣一幅唐卡，尺寸比一般大得多，能清楚看見許多細節。如果對藏醫藥有興趣，我建議可以去這個博物館走走，甚至能找到以汞、金、銀煉成的「佐太」。佐太被譽為「甘露精華之王」，藏傳藥師佛形象，左手持缽，缽裡裝的就是能治一切病痛的甘露。就連劇毒的汞也能被轉化，成為治療靈性疾病的寶藥。在藏醫藥學的文化脈絡中，不以善惡、好壞來評斷萬事萬物，世間所有一切，即便你現在認為它是惡、是病與苦的，也都可以被轉化。藥物的提煉、心的修煉，都是轉化的功夫。

藏人的自然觀

藏人生性喜歡與自然界的萬物和諧共存、順應自然，身處其中，享受著那份和諧的感覺。面對壯麗大山，或許有人會聯想到「征服」、「攻頂」、「蒐集百岳」等詞彙，但我們卻不這樣想，藏人相信山有山神、河有河神，懷著崇敬的心情仰望山，會轉山、親近山，但不會去「攻克」山。天地間所有的存在都是有意義的，對我來說都是藥師佛賜予的殊勝寶藥，在第二章我與大家分享的就是如何借力使力，使用這些自然界的殊勝寶藥調養身體，為自己預先儲存健康。

我家鄉有座梅里雪山，它現在被公認為出產頂級藏藥的聖地。對於像是梅里雪山這樣特別有靈氣的能量點（我們稱之為「神山」），我們更捨不得去破壞那裡的生態，大規模砍樹開發農地、蓋房子，不會去傷害生活在其中的各種動物、昆蟲。各個藏區生活圈皆有屬於自己的神山，我們不在神山上狩獵或耕種，最多只會去那裡轉山或採藥。懷著感恩的心在特定的時間裡，有節制地上神山採集藥草、礦石，但跟一般人所認知的「開採」概念不太一樣，我們不會把藥材拔光、把礦石挖光，只會索取真正需要的量。

有點類似現在劃分國家公園、自然保護區的概念，在這些藏人心目中的保護區裡，我們會儘量維持它美好的原始狀態。此外，還會在藏曆每個月的八號、十號、十五號、二十五號、三十號，或是佛教節慶的好日子裡，放生犛牛、一般的牛、雞、羊、豬等動物。特別是為疾病所苦的時候，藏人更會主動挑個吉日到能量點放生，讓自己對自然宇宙的善意發揮到最大，找回人與宇宙原本的和諧關係，藉此消災解厄。

在我家鄉香格里拉，有座順山形而建的「大寶寺」，不像松贊林寺那麼受到外地朝聖者青睞、那麼出名，卻是我們本地人很愛的寶地，那裡就有許多被放生的小動物，自在地在風馬旗（五色經幡）下呼吸行走，生活過得比緊張的都市人還愜意許多。動物的愜意，成就了放生人的愜意。

地水火風空，連結大小宇宙

在香格里拉郊區的大寶寺中，我看見了人、動物與自然間可貴的和諧。而在香格里拉市區的迪慶香巴拉藏文化博物館裡，高超過七米的時輪金剛3D立體壇城，由內而外，清楚顯示了「地水火風空識」的布局。講述人體小宇宙與物質世界大宇宙間對應關係的《時輪攝略經》提到，「地大」、「水大」、「火大」、「風大」、「空大」等五種微塵能構成物質世界，再加上代表感覺、意識、思想的「識大」，即能組成生命。由內而外來看這個立體壇城，時輪金剛的方正五重宮殿位於正中央，宮殿外由地、水、火、風、空五元素所保護，最外圈為識，而識之外就沒有邊界了，象徵佛陀的事業與慈悲無量無邊。

地水火風空五元素（梵文Panchabhuta，藏文Byung-ba Lnga，英文Five Elements），或稱五大自然力、五大種、五源，既構成人體，也構成宇宙間的萬物。對應到人體，藏文化中的地元素象徵身體的固性（如骨頭），水元素指涉液性（各種體內的津液），火元素代表熱量，風元素則與呼吸有關，空元素對應人的意識。時輪金剛的壇城非常美麗且含意深遠，欣賞著它，同時也在欣賞著內在小宇宙與外在大宇宙間的美妙聯繫。

佛陀醫理是最早的預防醫學

談五元素，在中醫與道教的脈絡中是指金木水火土五行，但在以下章節中我想聊的不是中醫的五行，而是古希臘、埃及、印度、西藏的五行：地、水、火、風、空。藏醫藥學從佛教宇宙觀中發展出五元素養生理論，而印度教與佛教的傳統醫學系統「阿育吠陀」也對五元素多有著墨。阿育吠陀為梵文，意指長壽養生術，流傳至今超過五千年。以我藏人和西醫的眼光來看，藏醫藥學與阿育吠陀既古老卻又先進。早在現代西醫研究預防醫學以前，藏醫與阿育吠陀便教醫生們地水火風空的概念，並說明該如何控管人體中的五元素，用來預防疾病產生。若能淨化身心靈，使身心靈達到一個和諧的平衡，人自然就健康、無病無憂。

藏醫藥學與阿育吠陀很有智慧地把繁雜的宇宙萬物簡化為最基礎的五種元素，將人（小我）視為由五元素構成的小宇宙，而包含萬物的大宇宙（大我）也由五元素組成。大我與小我的基礎成分其實無二，大我有的東西，小我通通有，並且互相影響。

「一花一世界，一葉一菩提。」是我很喜歡的兩句詩，不只是人，花裡面也蘊含著五元素，拿著一朵花看，似乎能看到整個宇宙。再看看人，除去美醜胖瘦評判的眼光，人不也是宇宙的縮影嗎？原本應該非常完美，到底是哪裡出了問題，才讓人生病？《佛說佛醫經》記載：「地大不調，舉身沉重；水大不調，舉身涼腫；火大不調，舉身蒸熱；風大不調，舉身倔強，百節痛苦。」接下來我將利用十五小節的篇幅，分別來聊聊地水火風空五元素，提取西醫、中醫、藏文化、佛學的精髓，多管齊下顧健康，修身養心防患於未然。

藏傳佛教中蘊含的大自然養生智慧

- 到山上修行誦經：可幫助淨化肺部。
- 靜坐、以水供養神佛：可幫助活化腦神經、預防失智症、腦神經衰弱等腦部疾患。
- 做大禮拜轉山朝聖：可使脊椎與腰椎回歸本來在身體中的正確位置，可預防骨刺、腰酸背痛等姿勢不良所引發的疾病。此外，大禮拜的連貫動作練習能訓練到腰部，甚至整個核心肌群，特別對於活化腎臟機能、促進腎臟的血液循環很有助益。
- 喝純淨的山泉水、喝供過神佛的水：可使胃腸常保青春，對於預防便祕、大腸癌、胃癌都有幫助。
- 過午不食（不吃下午茶點心、晚餐、宵夜，只吃早餐、午餐）：能保持心臟與血管的彈性與活力，可預防心肌梗塞、高血壓、中風等心血管疾病。
- 親近有智慧的喇嘛與長輩：接受智者開導，轉化心念，輕鬆看待生氣、煩躁、憂鬱、悲傷、恐懼等情緒起伏，可避免內臟受損、累積毒素。

2-2 有瀉有補，接地氣、補元氣

借力使力，談地水火風空五大元素養生，先從生養萬物的「地」開始講起，把實質的根基顧好了，才更有本錢來修養心靈。堅實的大地、地元素，代表的是一股支持的力量。西藏人心目中的地像是母親，無所回報地付出、孕育一切生命、容忍、堅毅而強韌，是慈愛的存在，她不為什麼的對萬物微笑，傳遞出別無所求的友善之意，既慈愛，又柔軟。就像小孩子跌倒了會想找媽媽一樣。

藏人身體患病、心情迷惘、事業不順時，常到山上尋求慰藉、補充正能量，重新找回平衡。現代西方能量醫學的概念恰巧與西藏「接地氣」的生活習慣不謀而合。東西方的養生觀念在「接地」上擁有共識，皆認為宇宙、地球是一個能量體，人也是一個能量體，能量可以互相傳導與轉換，所以便借助土地的力量得到淨化，把不好的能量釋放出去，好的吸收進來。

東方醫療體系在協助人的身心靈恢復平衡上，採取「虛則補之、實則瀉之」的原則。「瀉」是降低、抑制過盛的生理反應，比方降血壓、降血脂、抑制過多的皮質醇分泌，排溼、排寒、排負面能量也可算在其中。「補」是提升生理機能、強化免疫系統、增強代謝循環，如呼吸氧氣含量高的新鮮空氣、促進血液循環、刺激消化酶分泌、補充均衡營養，此外，練習轉念、開智慧、接受正面能量也都屬於補的功夫。有瀉有補，人就能維持健康。

以神山為基準，調校身心靈

大小宇宙擁有相同的五元素，因而也能互相影響，打個比方，像是嬰兒向母親索求奶水一般，人可以從大地中獲得食物、滋養；在遇到困難時也可以向母親傾訴、吐苦水，轉化心境。人可以透過接地氣來調整自己的頻率與帶電狀態。當我們投入大地之母的懷抱，內外地元素產生連結時，將帶來一種安全、穩定、踏實、受支持的感覺。反之，若斷了與大地之母的聯繫，也等於與她所孕育的萬物打壞關係，人不但會感到孤立無援、無所適從、無立足之地，甚至間接危害健康。環境汙染就是個很好的例子，農藥汙染土地、工業廢物排放汙染作物、汙染海洋，然後毒菜、毒米、毒魚又被我們吃下肚，當我們破壞環境，一定會影響我們的健康。

藏文化中流傳著一些神話故事，古早時候即便不是所有人都讀書識字，大家在聽完故事後，自然而然就具備了環保意識。藏人都相信當有外人誤闖神山狩獵，或企圖攀登攻頂，或在神山拉屎撒尿，驚擾到山神，會突然間風狂雨驟。山神馬上下場大雨，直到把一切髒東西沖走，或突然吹起暴風雪讓人看不清路徑，無法再深入神山。神山的神奇故事很多，由於是口傳的緣故，各種版本都有。另外，藏人認為許多水源地住著龍族，若有人汙染水資源，龍族就會讓那個人不好過。

藏族是喜好和諧的民族，不太會以人為的方式影響自然運行，而是找方法和自然和諧共存。在西藏，每個藏區都有自己的神山，那是一塊神聖的保留地，不種田、不打獵，最多只在需要的時候上山採藥，或在吉祥的日子裡繞著山轉轉，祈求福分。神山是藏人在日常生活範圍之外，特意的留白，當我們身心靈損壞傾斜的時候，可以把山當成校正的基準，轉山、仰望山，回到平衡，重新感受內外大小宇宙合一的美好狀態。

睡眠障礙掰掰，腳踏實地接氣

在我老家，很少聽說藏人有睡眠障礙，出家人在樹下打坐、小朋友在外頭玩得滿身土、老人家沒事就愛去山上的佛寺轉轉，大家接觸自然、接地氣的機會很多。來臺灣求學、執業之後，我發現身邊的人或多或少都有些睡不著、睡不深的困擾，尤其某些特別辛苦的行業，像是警消、護理師、空服員，經常面臨因時差或排班日夜顛倒而難以入眠的窘境。買褪黑激素（Melatonin）來吃確實會有效果，但想要沾床秒睡一夜好眠，「接地氣」是我常開的處方箋。我曾對一位有黑眼圈的空姐說，脫掉高跟鞋和絲襪，去草地上踩個至少三、五分鐘。果不其然，她紊亂的生理時鐘很順利地與當地時間接軌，往後無論要飛到哪個時區，學會接地氣這招，時差再也不是個問題。

在不同文化脈絡裡，「接地氣」始終是一個很受歡迎的養生選項。中醫講十二經絡養生，足少陰腎經的起始點是腳底的湧泉穴（見左圖），位於腳底中央凹陷處，約在腳掌的前三分之一處，激活湧泉穴可收增精益髓、補腎壯陽、強健筋骨與安眠之效。踩穩湧泉，地元素的能量便能如湧出之泉水般，進入身體。

而透過印度脈輪理論來平衡身心靈的實踐者，也很重視接地，欲使第一脈輪——海底輪通暢無礙，得到地元素對自我存在之根支持的力量，接地靜坐、練習哈達瑜伽中的各種動作，是不可荒廢的日常功課。（脈輪的完整說明，詳見141頁。）

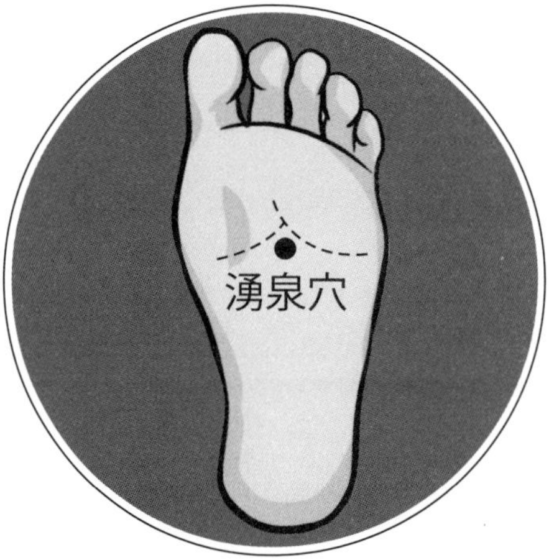

導正人體內電場失衡狀況

西醫與主流科學的專家現在也逐漸懂得「接地」的好，經過許多臨床實驗，得到「接地氣可以導正人體內電場失衡狀況」這個結論，好處有預防慢性發炎與自律神經失調、延緩老化等。地球本身就是一個巨大的電流母體，地表圍繞著許多游離電子（Free Electrons），或稱自由電子，當一個人站在地面上、走路或躺在草地上，能盡情接受大地的電子、享用地元素的能量，並且釋放干擾自己的靜電，將身上的電傳導到地裡去。恢復與大地之母（大我）的連結，等於在用自然的電荷來平衡自己（小我）失序的生理電荷。身內與身外地元素的平衡，有助於恢復人的自癒能力，健康從此不再「短路」。

根據我自己的接地經驗，赤腳踏浪、在沙灘上散步，或是赤腳踩在有露水的草地上，在大樹下靜坐，都很快能讓身體感到舒服，效果特別好。當我看到小朋友開心在草地上奔跑、長輩脫去鞋襪赤腳爬山、習武壯漢雙腳穩穩踏在土地上時，我看到火與土元素的能量從頭到腳，為頂天立地的人們加值健康。因為頂著太陽時，陽光中的遠紅外線可以修復細胞、使細胞再生；而腳踩實地，大地之母的靜電場將與心跳共振。

懂淨化，不怕壞能量作怪

維持身心靈平衡很重要的一點，就是要學會「淨化」。人在江湖飄，哪有不摔跤，有時難免碰到壞的能量場，若懂得瀉補的原理，適時排除負能量，就算百毒來侵也不必害怕。最怕負能量不斷累積，就像希波克拉底所形容，累積小罪惡久了，一旦潰堤就變成疾病爆發出來。負能量起初影響心情，接著就會慢慢轉成身體上顯而易見的疾病，第一階段經常是自律神經失調，然後免疫力低下，時常感冒、腰酸背痛、腸胃不適等。第二階段就是罹患比上一階段更嚴重的慢性病，如失眠、情緒焦慮、糖尿病、高血壓。第三階段是癌化，哪邊身體弱，癌細胞就從那裡開始作怪。越前面的階段越容易處理，就像打掃房間，天天清理的房間很容易清，但一個月清一次、甚至一年才清一次的房間，整理起來就很費神了。

你會幫你的電腦磁碟重組、清除暫存垃圾，以維持高效能，希望你也能這樣對待自己的身心靈，該淨化的時候，暫時放下手邊的工作與家務，放心地去為自己接地補元氣、瀉邪氣。大家都太有責任感，不好意思「偷懶」，其實你做「淨化」所用的時間都不算浪費，身心靈整理過後，整體效能也會提升，做任何事都會更有效率，長久看來反而賺到時間呢。

淨化的方式有很多，接地氣是一種，使用天然植物精油或借助藥草的力量，都很好。多接觸正面能量也是一招，像是多親近比自己更好、更樂觀開朗、更有智慧的人，或是超會講笑話，能逗樂你的人，多和他們在一起有助於淨化自己。或利用閒暇時上山、去海邊走走、吹吹風，讓大自然幫你除障，最省力。

小心別破壞龍的棲地

因環境汙染而生病，在老一輩藏人觀念裡是因為激怒了「龍族」（梵文Naga，藏文Klu）。龍族居住在地底或河流、湖泊、深井、海洋這樣的地下王國中，被視為地方的守護靈，會保護修道者、守護金銀財寶礦石與伏藏[1]。

龍天性愛乾淨，弄髒他的棲地他會特別不高興，藏文化認為有三百六十種疾病是由生氣的龍所引發的，例如天花、癌症、腎或皮膚方面的疾病。藏醫問診時，有時會說：「你是不是惹怒龍了呀！」等同在詢問你最近是否不小心汙染了環境。暴怒的龍甚至能引發旱災、地震、海嘯等天災，但要讓龍能氣成這樣，肯定是環境遭受到了極大破壞。現在說大自然的反撲，大約也就是這麼回事。若要平息龍族的憤怒治本之道在於愛護環境，另一方面，按西藏習俗，供奉白淨食物像是白米、白色優格、白色麵團等，也能討好龍族。

註1：伏藏：指暫時埋藏在地水火風空識等處，等待適當時機被伏藏師挖掘出來、公諸於世的佛法、經書或法器。

今天不吃藥 改吃好料

接地氣瀉補能量，能舒活身心靈；對土地懷抱善意，土地也將用善意回應你的需要。這一節要談「正念飲食」，也就是善用地元素養生，讓土地生養萬物的善意傳達到你的每個細胞。希波克拉底曾說：「食物是最好的藥。」東方醫學也有「藥補不如食補」的概念。這世上各式各樣的疾病與飲食有關係的占了六〇％到七〇％，基因只占了一〇％到一五％。很多人擔心自己會有高血壓、糖尿病的家族遺傳，但按照比例來看，其實飲食習慣才是影響健康的關鍵，所以養成進食時存著好的「心念」，值得好好練習。

來我預防醫學診所求診的病人，有各式各樣身體的問題，其中有很多不是光靠吃藥就能解決的，絕大多數的病因屬於心靈層面的失調、失序。臨床上，經常有不少癌症病患忿忿不平地抱怨：「得癌症的怎麼會是我啊，一定是哪裡搞錯了，我都去有機店買那種很貴的食材，我都要看有生產履歷才肯吃耶。」癌症的成因非常複雜，只吃好食材、作息又正常，不見得不會罹癌，不菸不酒也不是長命百歲的保證。有些人樂觀、開心，一輩子吃很多肉，抽菸抽很兇卻活得長壽。古今中外許多國家元首，身上背負照顧上千上億人的壓力，常要在外頭跑，不可能每天每餐都營養一百分，其中不少人卻能活到八十、九十歲。以傳統西醫的眼光來看，這沒有道理啊！依我看，人能不能維持健康，「心念」有決定性的影響，一個人如何看待生命、意志力有多強，都能影響健康。當人對生命充滿熱情、活得很帶勁，並經常擁有正面、樂觀的心情，這樣的人，身心靈通常較為健康。

身體大小病痛，不少由心態造成。心情不爽又不懂紓壓、排除壞能量，導致身心靈失衡，即便餐餐吃新鮮、營養的優良食物，疾病依舊會找上門。反之，若懂得釋放壓力，保持身心靈平衡，就算偶爾吃油炸物，不小心吃進塑化劑或含鉛的水，但因為身體自癒力、肝腎運作都很好，這些毒素都是可以被代謝掉的。

開心吃，比吃什麼更重要

食安風暴一波波，現在人比以前更懂得去關心食材的來源、栽培方式與製程。有健康意識很好，然而「吃」本身是一件令人開心的事，若是太刻意要求食材樣樣有機、餐餐都必須吃多少蔬果、菜餚道道清淡，甚至無油少鹽、一天卡洛里不能超過多少，時時刻刻計算熱量，反而會增加不少心理負擔。如果因為太過擔心，讓吃變成一種壓力來源，反而對養生無益。我經常鼓勵病患採取生機飲食、常喝蔬果汁，生機不等於生冷，而是依體質搭配冷熱不同調性的食材，但我不會嚴格規定他們必須每天做到，這樣太極端了，效果未必好。逢年過節、過紀念日，或只是單純想要犒賞自己，偶爾吃大餐也是可以的，享用美食令人爽快、心情好，免疫力自然提升，這是我所樂見的。

對生機飲食產生偏執只會讓自己更辛苦而已，偏執也是一種貪，偏執地想要什麼、或偏執地不想要什麼，都會讓身體裡的「隆」（風）能量失衡。隆負責循環和養分輸送，而出於偏執的飲食選擇，會影響身體對食物養分的吸收與運用。其次，被過度汙名化的油炸物，你也無需對它拚命閃躲，沒必要一天到晚搞得自己很緊張。「邪惡的」、「令人無法抗拒的」油炸物之所以讓人對它又愛又怕，其中一個原因是澱粉經高溫油炸後，容易產生含量偏高的丙烯醯胺（Acrylamide），國際癌症研究中心（IARC）將它列為「可能的人類致癌物質」。既然有這樣的可能性，油炸物基本上不建議天天、長期、每日食用，但我不會因為你吃了一塊雞排、吃了一包薯條就認為你死定了，如果有人這樣恐嚇你，你就對著他微笑就好。

丙烯醯胺可被人體吸收代謝並藉由尿液排出，事實上，神奇人體能處理的「毒物」不只丙烯醯胺而已，與其怕東怕西吃得充滿罪惡感，不如把心思花在健全代謝功能、提高身體循環上面，拿水管來比喻人體，只要有足夠的水，大部分的髒汙都能被排除。而人排毒的方式比水管還多元，眼淚排情緒之毒、鼻涕排髒汙、排身體裡的寒氣，流汗、排尿、拉屎，甚至女孩子的月經，都在排毒。只要你能開心，偶爾邊看韓劇邊吃炸雞配啤酒我不會有意見，但不愛運動、不愛喝水我就替你擔心了。

安靜吃，比吃多少更重要

吃東西，原本是滋養身體的行為，但在不良的情緒影響下，反而會把情緒之毒通通吃進身體裡。回想一下，你是否曾在急躁、精神緊張的狀態下用餐，事後覺得胃不太舒服、消化不良，甚至拉肚子。你是否曾一邊吃飯一邊生氣，罵小孩或跟另一半吵架，氣都氣飽了，食欲大減，就算眼前是山珍海味也懶得動筷子。

吃飯的時候，最好保持心情愉快但也不要太過嗨，能不滑手機、不看電視、不聊天，專心吃飯最好。情緒波動太大，眼睛忙著看東看西，腦袋想著要講什麼事情，分散了原本應該支援胃腸的血液，胃腸就像缺糧草、缺兵馬一樣，怎麼幫你打一場贏得健康的勝仗？情緒太豐富，交感神經也會太興奮，把血液送到心、肺、腦、肌肉去，偏偏飲食消化這種事比較靠副交感神經，心情平靜愉悅時，副交感神經才好做事，分泌酶多的唾液、胃酸、腸液，都由副交感神經負責。尤其不要在高壓的狀況下進食，當精神上感受到很大壓力時，身體判斷容易失準，該吃不該吃、該吸收不該吸收，傻傻分不清楚，體內代謝容易紊亂。

僧團吃飯時，基本上是沒有人講話的。要求你進食時禁語，你可能會覺得，蛤？幹嘛醬子，吃飯時不能講話那不是會很無聊？按照我自己的經驗，禁語用餐非但不無聊，反而很有意思。不能講話的時候，更能專注在咀嚼上面，一口飯菜嚼三十、四十下，有很多好處：

第一，細嚼慢嚥，才有足夠的時間去通知你的腸胃該開工，該分泌的胃酸、該蠕動的小肌肉通通要動起來。第二，食物被充分咀嚼後，腸道能吸收更多營養，且唾液中的消化酶充分與食物混合，有助於消化。第三，增加咀嚼次數能刺激掌管飽足感的神經，比狼吞虎嚥時容易飽，可避免攝取過多熱量。第四，打坐呼吸時，可以令自己回到當下，體驗身心靈合一的安詳感，同樣的，進食咀嚼時，如果專注在咀嚼上，我也能體驗到這種安詳舒暢的感覺。安安靜靜地吃，你會發現自己不只用嘴在吃，也用眼睛欣賞美麗的擺盤，用鼻子品聞菜餚香，感受到食物的軟滑Q嫩，如果吃的是鐵板牛排或石鍋拌飯，還能聽到食物滋滋滋的美妙聲音，而冬天火鍋發出噗嚕噗嚕的聲音，讓人聽著就溫暖起來。

好好吃頓飯，專注吃飯，身體自然會告訴你飽了沒或想吃什麼。例如心臟較弱的時候，或許會想吃苦瓜這類的苦味食物；天氣寒冷時，或許會想吃羊肉、麻油腰子這類滋補食物。如果懂得解讀身體發出的訊息，懂得分辨這個「想吃」是出於心的貪欲，還是出於身體需要，那比養生書上規定的卡路里數字、規定該幾個拳頭，都還更符合你身體實際的需要。記得，養生書只提供大方向概念，各人體質不同、生活環境也不同，養生的細節還是要聆聽自己身體的訊息來做調整，千萬不要只會照書養或照豬養，要學著用智慧好好照顧自己。

為心愛的人準備健康

吃東西時心念影響我們身體對食物營養的利用率與代謝。此外，煮飯的心情也很關鍵。電影《總鋪師》裡的鬼頭師教人料理肉品前要先「瀉怨氣」，煮出來才會好吃，看似神奇，但其實很多文化裡都有類似的概念，講究吃，更講究食材是怎麼被處理的。像是穆斯林會留意食材或餐廳是否有清真哈拉（Halal）認證，避免吃到屠宰之前已死的動物、未按照伊斯蘭法屠宰的動物，或各種有毒和有害的水生動物和植物。

西藏醫生在給藥前會唸誦心咒來祝福藥品，祈願藥物能發揮最大療效且副作用最小，同樣的西藏人也運用在為病人或心愛的人準備食物上，像是對著食材或沒有小蟲的乾淨飲水唸一百零八遍藥師心咒。不同的文化有不同的祈福方式，方法百百種，但心意一樣，就是希望自己準備的食物能為他人帶來豐沛的能量。自己不能生著氣吃東西，為人準備食物時也不宜有太多複雜情緒，懷抱善意與愉快的心情，洗米就洗米、炒菜就炒菜，專注當下，我相信以這樣心情做出來的料理絕對很美味。

太會喝酒，健康沒有

「人在江湖走，不能離了酒；人在江湖飄，哪能不喝多。」說到酒，這句話只對了一半，前半段說的是人話，後兩句是醉話。福氣要慢慢用，好酒也要慢慢品，拚不得。很多醫生與營養師不贊成人喝酒，就是怕大家不知道量，喝多了傷身。

在蘇格蘭，威士忌被稱為「生命之水」，在天寒地凍的季節，小酌兩口，身體很快能暖起來，當地人不貪多，一瓶可分好幾次享用。在產青稞的地方，我們藏人會用雪山山泉來釀青稞酒，在尼泊爾、不丹、印度也都喝得到。青稞酒裡頭對身體有益的微量元素很多，有喜事、有朋自遠方來時我們會品嘗一些，一邊唱著歌，但也不拚酒。不能喝酒的人用手指蘸酒，朝空中彈幾下，意思到了即可，沒有人會勉強他。藏人生活在高原上習慣了，喝點小酒不礙事，但平地人在氧氣稀薄的高原上喝酒就滿危險的，如果去藏人家作客，你用手指蘸就好，千萬千萬別拿生命開玩笑。

酒這種東西，沒有絕對的好也沒有絕對的壞，對的人在對的地方對的時機喝，它就是對的，你拿人家好的威士忌來乾杯，或平地人跑到高原上去牛飲青稞酒，就是不恰當的。「不會喝酒，前途沒有。」有人喜歡這樣勸酒，這時候我就會勸他：「太會喝酒，健康沒有。」過與不及都不好，飲酒這種事宜採中庸之道。

會喝、懂得品嘗、知道自己適合什麼、能喝多少，喝酒要喝得有智慧。我不會刻意阻止病人喝酒，但我會請他們用品酒的心情來喝、打開身體各種感官來喝。以紅酒為例，先聞香、觀察色澤，再品嘗它的質地與味道，甜味、酸味、酒精、單寧、濃稠度、圓潤感等，是否平衡協調。還可以進一步分辨葡萄品種、年份，遙想它的產區，有怎樣的風土、怎樣的陽光；醒酒前後風味的變化；直接喝、搭配食物喝怎樣最適合。一杯酒裡蘊藏了許多有趣的訊息，喜愛紅酒的人誇張地形容：「從一杯佳釀中，能讀到超越書籍記載的所有哲理。」

愉悅地打開全身的感官，享受著一瓶酒，只要身體喝起來開心、不過量，對身體和心理不會造成太大負擔，反而能從中獲益。紅酒中有很好的營養成分，如白藜蘆醇（Resveratrol）及類黃酮（Flavonoids），已被證實有助於預防肺癌、乳腺癌、胃癌等疾病。紅酒中的酚化物、維生素C、維生素E，以及微量元素硒、鋅、錳、鉀，能保護身體免於自由基的傷害。國外已有不少研究證實，每天適量喝紅酒，能促進體內循環，對身體產生保養和活化的作用。

咖啡沒問題，是你有問題

病人問我能不能喝酒，我說：「可以品酒。」病人又很愛追問：「那能不能喝咖啡？」我說：「你不依賴咖啡的話，當然可以喝。」如果你喝咖啡喝到沒咖啡就沒安全感，那是你的心出了問題，不是咖啡有問題。讓人上癮的東西可多了，咖啡因、尼古丁、藥物、酒精，甚至購物、賭博、打電玩、上社群網站，都有不少人沉迷。從前人們認為對某種不良嗜好上癮屬於個人道德上的瑕疵，但現在科學家觀察人腦後，發現成癮是因為腦部酬償迴路出現異常，屬於腦部病症。以電磁脈衝刺激大腦前額葉皮質的療法正在發展中，除了治療毒癮，也被應用在其他上癮症方面。穿顱磁刺激術（TMS）的發展，讓不少上癮者終於可以放下心中的罪惡感，不必把自己當罪人，而是當成病人，去接受治療、使自己痊癒。

要解決問題，向來不只一種方法。腦神經科學家透過刺激前額葉來抑制病患某些行為，精通佛法的高僧透過傳授靜坐、冥想的方法，來幫助人看清楚上癮背後的原因，化解貪欲。美國華盛頓大學研究證實，以佛學正念為基礎的戒癮療程，比傳統西方醫界戒癮療程更能預防毒癮復發。我認為練習正念可以有效斷絕所有癮頭，因為正念從心出發，自然可以斷除由心產生的種種疾病。正念教人回到當下觀察自己的情緒，不加批判地觀察情緒來來去去，進而察覺到內在真正的想法，找到上癮的真正原因與最適合的解決辦法。

藏醫藥學認為貪嗔癡三毒會引發人體內生命能量的失衡，因而產生各種疾病。我認為上癮症狀與貪欲特別有關連，對治貪欲，不是去批判它，或責怪自己太沒用，而是去觀察這個貪欲，是貪吃、貪喝、貪戀購物後紓解壓力，覺得很放鬆，還是貪愛賭博時那種讓人整個精神都來了的刺激感。先注意是哪樣的貪欲，但不要去批評它，就讓它自然來、自然去，知道這個欲望只是暫時的、無常的，所有快樂、痛苦、不苦不樂的感受，都會不斷地來來去去。我們不必心如止水像個死人，也只有死人才會心如止水吧！既是活人，感受總是來來去去。用這樣的心情去觀察貪欲，不對它做出任何情緒上的回應，船過水無痕般，它會來，也會消失。

咖啡、酒能不能喝，油炸物能不能吃，其實不該問醫生，該問你自己。所有食物、飲品都沒有絕對好或絕對壞，它們對身體產生好的影響或壞的影響，與你吃進食的心念很有關係。有任何擔心害怕的情緒，就算吃得再豐盛，能吸收的也有限。相反的，帶著感恩、品嘗的心意來享用各種飲食，你所能獲得的將是身心靈上的豐盛與滿足。

吃飯不專心、無謂地拚酒，沒有好好享受飲食的過程，神經傳導便會沒有感覺，若以感恩、讚嘆食物的心情用餐，滿足視覺、嗅覺、味覺等多重感官，愉快地進食能將營養吸收最大化。就算偶爾吃到一些被多數人認為不健康的東西，懷著美好的心念進食，身體自然會篩選、代謝掉你所不需要的。藏人視宇宙間的萬事萬物為上天的恩賜，我們喜歡抱著感謝的心情去享用它們，懷著美好的心念進食，所有食物都是充滿能量且有益健康的。

2-4 站穩了，讓心靈自由飛

從前老藏醫指著流傳久遠的醫療唐卡掛圖，教導學生，生命能量流貫於經脈中，細分人體內的經脈，多達七萬兩千條，這麼多的經脈構成「精細身」（Phra-bailus），所有調節生命能量的治療法，諸如針灸、艾灸就是實施在精細身的各個穴位上。精細身中最重要的主脈有三條，包含隆能量運行的中脈，赤巴能量運行於其中的右脈（又稱日脈），培根能量運行於其中的左脈（又稱月脈），而三條主脈交會之處便是脈輪。

依照不同的解說用途，藏傳佛教與藏醫藥學展示出的脈輪系統唐卡掛圖，脈輪數量從五個到八個都有（印度最常用到的是七個脈輪）。從最基本的生存開始，由下而上，海底輪、臍輪、太陽輪、心

七脈輪

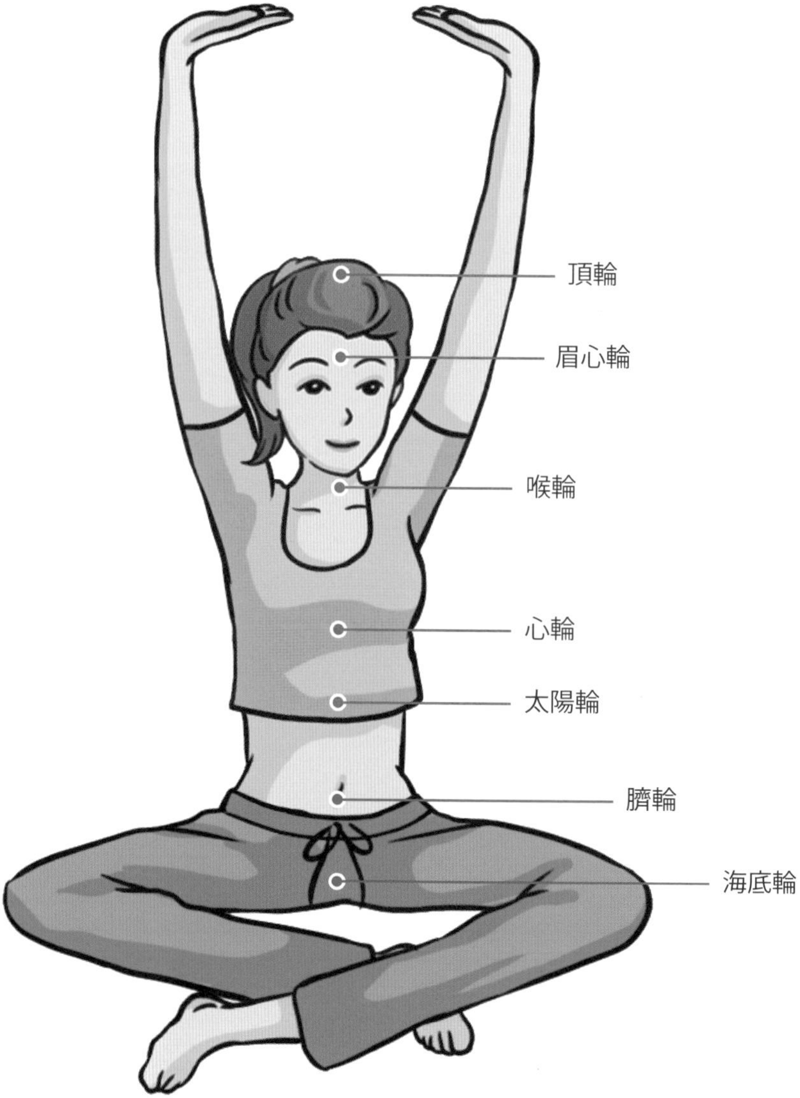

輪、喉輪、眉心輪、頂輪……越上層的脈輪，與靈性修煉越有關。

參照心理學家馬斯洛的「需求層次」理論，清楚描述了人類行為動機的推移，金字塔由下而上分別是生理需要、安全需要、社會需要、尊重需要與自我實現。當一個層次被滿足了，人就會想要往上進階到下一個層次。身體是靈魂的載體，唯有先搞定最基礎的生理、安全需要，人才有條件來實現自我，把獨特的潛能發揮到最大，完成今生今世投生到地球上想完成的任務。

而地水火風空五元素的啟始是地元素，堅實可靠的大地，支撐著生命向上發展。穩固的地元素是一切的根基，心靈之旅的啟始點，若少了向下扎根、站穩的力量，我們的心靈也將頓失依靠。地元素與「啟始」、「生存」、「安全感」有關，當地元素受到干擾，直接影響到的就是我們的生存與安全。

螯合療法

在西藏人的觀念中，人我之間是沒有界線的，許多修持目的都是要讓修行者弭除他人與自我、大我與小我之間的界線。長輩常教我們不要計較太多，去計較你的或是我的根本就沒意義，因為大家都是一體的。我們常說的「利他就是利己」，反過來同樣成立，毒他最後也會毒到自己。土地健康，人才能擁有健康，反之亦然，汙染土地自己也會蒙受其害。身內身外的地元素是相互連動的，過度被使用的土地往往要休養好幾年時間才能恢復地力，在美洲，有的良田甚至因濫用化肥，大量收成三年後，卻從此再也長不出任何東西，地元素平衡崩壞，直接影響當地居民的生計。

更直接一點的案例，是人丟給了土地什麼，最終又回到自己身上。為了提高農作物產量，讓賣相更好，不知節制地過度用藥，雖解決了病蟲害，卻也容易使農藥殘留超過安全標準。或是想節省成本多賺一點，沒有妥善處理含鎘、含汞、含鉛等重金屬的廢棄物，先使土地受害，稻米與深海魚跟著被汙染，最後這些毒還是進到人的肚子裡，造成神經系統的永久性傷害。其他還有注意力不足過動症、自閉症、潰瘍性結腸炎等疾病，也都與體內累積過多重金屬毒素有關。要恢復地元素的平衡，現在我們能做的，一方面是復育環境，清除留在自然界的毒，一方面還要清除自己身體裡的毒。

人若已受重金屬汙染，目前有種螯合療法（Chelation Therapy）可以補救。這種療法自一九五〇年代在美國開始盛行，能排除體內的鎘、汞和鉛，作法是將一種名為乙二胺四乙酸（EDTA，Ethylenediaminetetraacetic Acid）的胺基酸注入靜脈內，而這種胺基酸會像螃蟹用前螯夾住東西一樣，螯合住體內有害的重金屬離子，使之成為安全的螯合物，然後透過尿液排出體外。

超級食物芫荽

至少在西元一世紀時，藏醫就知道利用野生蔬果、動物和礦物來解除身體的病痛，藏醫始終相信「有毒就有藥」。令西醫頭痛的重金屬之毒，除了靠螯合療法能處理，菜市場很容易買到的芫荽（香菜）其實就是解藥，芫荽本身就是一種超強的螯合劑。現在學界已知若持續攝取香菜一段時間，即能清除心、肝、肺、腎與消化道裡的有毒重金屬，是最棒的解毒劑，另外還能平衡血糖、促進食欲、消除眼睛發炎、對抗細菌、減緩神經衰弱、解決腦霧[2]與記憶力等與腦有關的問題。

芫荽無論在西方還是東方，都是醫生們的寶貝。成書於八世紀中葉的藏藥古籍《宇妥本草》這樣描述芫荽：「芫荽生在山和園，莖稈彎曲花白色，長短一足或一肘，葉片細碎亂撒開，果如圓盒口閉合，其味澀酸治痔瘡，並治培根瘀紫症。」培根病是與黏膜、水腫、各種體液失調有關的疾病，紫色培根症（又稱木布病），是與內臟瘀血、外傷瘀血、臟血入胃等有關的疾病。

中醫《本草綱目》也對芫荽的食療價值有高度評價：「芫荽性溫味辛，消穀，治五臟，補不足，利大小腸，通小腹氣，拔四肢熱，止頭痛，通心竅。」原產於地中海的芫荽，經西域引入，是世上相當古老的藥用級蔬菜，洗乾淨可生食。但因為芫荽汁精油成分過高，若打汁直接喝，身體恐怕無法負荷這麼強的效力，而且也不好喝，最好搭配像蘋果、檸檬、鳳梨、白菜等，一起打成蔬果汁。要使芫荽發揮食療價值，只吃菜餚裝飾用的一兩片小葉子是不夠的，建議每次至少能吃一兩株新鮮芫荽。

排重金屬之毒要靠螯合療法與芫荽，解決蔬果農藥殘留相對簡單許多。臺灣大部

註2：腦霧：指大腦難以形成清晰思維和記憶的現象，就像是大腦籠罩著一層朦朧的迷霧，原本熟悉清晰的事情變得模糊，一時間怎麼都想不起來。

分的農藥屬於水溶性，用清水就可以洗掉。清洗蔬果其實不需要使用鹽水浸泡，鹽水會改變水的滲透壓，反而會讓蔬果吸入更多農藥，浸泡時間太長，也容易讓蔬果的營養流失。此外，也不建議使用蔬果洗滌液。我會把水龍頭轉開，用小小的水流沖洗十到十五分鐘，讓水保持流動，一面拿小刷子輕輕刷洗蔬果表面。要把蔬果洗乾淨用活水最好，浸泡雖比較省水，但清洗效果不好，用來洗農藥的水，不能省。坊間還有許多偏方，教人用太白粉、麵粉來搓，其實都不需要，清水最好。

因外在地元素的汙染，使得我們現在格外要注意體內排毒的功夫。臨床上，對於需要排毒的人，我常常建議他們有機會多泡泡溫泉，或是做有氧運動三十分鐘以上，透過深層排汗，把髒東西排出體外。另外斷食、過午不食、八關齋戒也都對排毒有幫助，留到後面詳談。

腎上腺素與睡眠

因為土地被汙染，使得我們生存受到某種程度上的威脅，得額外加強排毒的功夫。另外還需要處理精神上的問題。當我們面臨「生存」、「安全感」上的壓力，腎上腺素就會開始大量分泌，對罹患疾病的恐懼、對財富困乏的不安，都讓腎上腺素很興奮。從前腎上腺素幫我們應付突發狀況，讓我們生存機率大增，現代生活的突發狀況很多，腎上腺素一直被誘發，等於讓我們預支了明天的健康，把能量提早用光光。過多的腎上腺素在身體裡就成了一種毒，會使血壓升高、免疫系統功能低下，或引發偏頭痛等。

腎上腺素分泌與壓力情緒特別有關，1—4教過放鬆的方法，這是最直接關掉腎上腺素水龍頭的辦法，其次，就是好好睡上一覺，讓腦波進入修復身體的頻率，這時腎上腺素的分泌也會平靜下來。好好睡覺有多重要？美國芝加哥大學對老鼠做了一項實驗，牠們被持續剝奪睡眠兩星期後便開始陸續死亡。其實這用不著做這種實驗，回想一下自己睡不飽又必須工作的時候，是不是特別容易發脾氣、沒耐心、判斷力大打折？美國人曾做過一項統計，有五〇%的嚴重車禍皆因睡眠不足所引起，而醫界現在也有不少研究指出，許多青少年的心理疾病與睡眠不足高度相關。

關於睡眠，老藏醫有諸多提醒：睡眠不足會增加隆病發生的風險，前一晚若睡眠不足，可於白天補充睡眠。尤其在白天比較長的夏季，元氣不足、工作過度勞累、老年人或受到驚嚇的人，可以透過午睡補充元氣，預防隆病。助眠的部分，藏醫認為天冷時適當飲用溫熱牛奶、肉湯，有助於改善睡眠品質，可避免睡到一半被餓醒。

比起直接開安眠藥，我認為找出失眠患者真正失眠的原因才能治本。因為時差、排班日夜顛倒的人，可以接地氣試試看。不容易放鬆的，我會請他們固定睡前一小時吃香蕉及優格，來安撫神經、穩定睡眠情緒，睡前再聽能舒緩緊張焦慮的音樂或佛經，靜坐、冥想能讓心情沉澱也很好，如果有伴侶，彼此按摩一下對放鬆也很有幫助，尤其能平緩交感神經、讓腎上腺素休息，改讓副交感神經接手。過度被3C產品刺激交感神經的，我會建議他們睡前二小時儘量不要看電視、滑手機、玩平板，並且排除電磁波干擾，像是不要把手機放在床頭充電之類的。因為心的疲累而失眠的人，養成每天運動的習慣能改善睡眠，唯睡前應避免劇烈運動，建議可試試瑜伽、伸展拉筋等強度較低的柔軟運動。

最好的作息時間當然還是白天醒著、晚上睡覺，但現代有不少工作需要夜間作業，如果只能利用白天時間休息，建議採用遮光性佳的窗簾，使自己在黑暗中入眠，並儘量把睡眠時間固定下來。幾點睡覺都可以，最重要的是要讓自己回歸到最輕鬆、最自在的生活模式。

觀想地元素，獲得堅實的信心

觀想美好事物能啟動副交感神經、提升免疫力，尤其是想要撫平對「生存」與「安全感」上的不安與焦慮時，觀想地元素特別有效。首先你可以選一個與自己最合拍的大地圖像（像我最喜歡的是藥師佛的祕密花園，或是家鄉的草原）。然後觀想自己身處其中，非常安全自在，被你所喜愛的大地無條件包容著。第二步是觀想自己的骨骼和肌肉，跟你所喜愛的大地一樣，堅實可靠，讓你的心靈能從中獲得無限期的支持，就像大地滋養花草樹木一樣。最後，觀想自己成為你所喜愛的大地的一部分，並擁有滋養他人、源源不絕的能量。

2-5

觀水觀冰，了悟無常是正常

地元素是支持生命發展的根基，從固體的土地到液態的水，我們首先獲得大地之母穩定、堅實的支持，下一步就是要向水元素學習隨順與淨化力。水沒有固定形狀，柔韌無敵，能適應各種環境，不管是流向大海、裝進杯子或是灑到地上。水，不悲亦不喜，能適應各種狀況，西藏喇嘛最喜歡觀水、欣賞河流，從中悟到無常、悟到如何放下執著。

上善若水

老子《道德經》第八章〈上善若水〉中寫到：「上善若水。善利萬物而不爭，處眾人之所惡，故幾於道。」若能像水一般做人處事，老子就會覺得你好棒棒。為什麼呢？老子觀察水，發現水像陽光、空氣一樣，對萬物生長有幫助，卻不與萬物相爭，水往低處流，自然而然處於大家不喜歡的低下、卑下之處，卻沒什麼抱怨。如此大善大量，因此老子認為水的態度非常接近「道」。像水一樣的謙讓無爭，看似柔軟卻展現出最大的力量。水是有彈性的、隨遇而安的，能隨著容器的形狀變化，能上天變成雨、下地變成河川大海，能在外變成雲霧雨露，能進到人體內幫忙新陳代謝與血液循環。如果人能像水一樣這麼有彈性，那就算到世人認為最糟糕的地方去，也不會覺得不適應或心生厭惡。

水對萬物有益，卻不居功，幫你代謝髒東西、運送養分，就算你不感恩它、讚嘆它，水還是照常運作，不會隨便罷工。我喝水、洗手時，看到水，想起老子交代「上善若水」，就希望自己也能有一樣瀟灑的態度：利益眾生，但不必接受稱讚，不管別人認同或不認同，感謝你或討厭你，都照常做事，順著天賦做自己該做的。

水冰、水波喻

西藏喇嘛在鍛鍊自己達到開悟境地的過程中，有許多「密法」相助，這些聽起來很神祕的禪觀方法，有點像哲學家的內心思辨。其中跟水有關的是「水冰比喻」和「水波比喻」兩種，重點都在幫助修行者能明瞭萬法的究竟實相。

透過「水冰比喻」，會比較容易理解《心經》中「色不異空，空不異色；色即是空，空即是色」的概念。先想像有一塊冰塊出現在你眼前，接著冰塊融化之後變成一灘水。真空的本體就是這灘水，我們眼見的這個由集體意識創造出來的世界，我們曾經以為它是真的但其實是幻相的這個世界，就是冰塊。接著再觀想這個幻相世界如同冰塊融於水中，融於真空的實相本體中。色與空不是二元對立的，它們實際上是無二無別的。我們以為眼睛所見到的萬物萬象，與萬物萬象產生的源頭，其實沒有分別，一如冰、一如水、一如一。

而「水波比喻」則幫修行者理解，我們以眼耳鼻舌身所體驗、建構起的這個世界，都是心的示現。先想像有一座漂亮的湖出現在你眼前，接著風吹過湖面掀起陣陣漣漪水波，擾動一陣、往外擴散後便消失了，最後又回復成那個原本平靜無波、宛如鏡面的湖水。湖水在這個比喻中是真空的實相本體，而漣漪水波則是幻相世界。修行者藉由觀想湖水，化萬物萬象與萬物萬象的源頭為一元，無二無別。

觀無常

希臘哲學家赫拉克利特有天突然發現：「人無法踏進同一條河流兩次。」第一次踏進河流之水已經流走，再次踏入的已經不是之前的那波流水了。還有一句似是而非的雋語：「世界上唯一不變的真理，就是沒有什麼是不會變的。」哲學家觀察事物的角度、講話的方式都特別有意思。我覺得西藏喇嘛其實也都具備哲學家特質，與希臘哲學家一樣，喜歡從觀察大自然中去體悟些什麼。

如果站得夠高，往低谷看河流，河流宛如一條藍綠色靜止的絲帶，但靠近看，欣賞它的流動，才會驚覺本來以為靜止的河流，其實每剎那都在改變。沒有什麼是恆定不變的！觀水悟無常、斷執著，當下便回到了幸福的彼岸。在面對諸多複雜情緒升起的時候，可以把憤怒、悲傷、焦慮想像成一片片花瓣，順著河水流到你眼前，沒多久，又順著河水流出你視線。觀水，悟世間各種情緒、緣分皆如流水來來去去，想通了，你就是很有彈性的活水，不再把自己侷限住。關於水，我在西藏的上師對我說了這許多。

觀水的時候不只眼睛在看，心也在看，耳朵更沒閒著。不管是河水、海水還是雨水，自然界的水擁有能令人平靜、感覺安詳幸福的波長。面對身心症患者，我經常建議他們去戶外走走，晒太陽、接地氣、觀水聽水，讓自然界的五元素自動校對體內失衡的五元素，我發現這種作法對穩定患者情緒非常有幫助。

觀湖參透未來

喇嘛觀河流，參悟無常，在西藏有個很出名的神湖「拉姆拉措」，相傳能讓人觀湖卜相，參透前世今生，並預知自己的未來。拉姆拉措在藏語中意指「聖母湖」，此湖密藏於西藏山南地區加查縣境內，深嵌於重山峻嶺中，非常不容易抵達。自鄰近海拔五千一百公尺高的雪峰俯瞰，神湖形狀宛如人的頭蓋骨。拉姆拉措面積僅一平方公里，比起面積廣達一千九百多平方公里的藏傳佛教天湖「納木措」，拉姆拉措算是相當「迷你」。儘管又小、對外交通又險，卻絲毫動搖不了拉姆拉措在藏人心目中的崇高地位。

西藏歷代眾多活佛轉世時，大喇嘛們都必須來到拉姆拉措觀看湖的顯影，這是尋找轉世靈童最重要的一條線索。而想要知道自己未來命運的朝聖者，則會在每年藏曆四月到六月時，來向神湖請益。相信神湖的人，有不少人看著看著就在神湖畔心領神會，大哭了起來。而不相信的人，只推說是這裡天上的雲移動得特別快，雲在湖裡的倒影讓人看花了眼睛，才誤以為看到了什麼。

獻無染水，供養一片真心

2-6

在前面我們提到貪嗔癡三毒是引發隆、赤巴與培根三股生命能量失衡的原因，進而導致各種疾病產生。

消除貪嗔癡最好的方法就是轉化意念，讓自己擁有智慧。開智慧的人會懂得選擇好的，缺乏智慧則容易鑽牛角尖，不斷選錯路，一直把自己困死。

以貪為例，貪愛某種口味的食物，拚命吃它，體內會有些東西無法代謝掉。吃甜、吃鹹、吃太多精製澱粉，體重超標、膽固醇爆表、慢性發炎、血管硬化接踵而來。貪愛某種物質，譬如那張印有五個小朋友的藍色的紙，拚命蒐集，卻越覺得怎麼蒐集都不夠，產生無窮無盡的困乏感。遇到這些狀況，喇嘛會教我們要練習「供水」。

供水

藏傳佛教中，最純淨的供養就是供水，乾乾淨淨、無絲毫雜念。水是最容易取得的供品，不需要花大錢購買，以水來禮敬佛祖不會升起捨不得的吝嗇心，因此我們藏人認為練習供水，能放下貪念、得到心靈的淨化。放下貪念後，即便日後供奉的是瑪瑙、珍珠、綠松石、青金石，心情也會跟供水一樣，沒有絲毫不捨，能做到這樣，你就成功了，師父會說你開智慧了。

要能放下不捨的心念，說簡單很簡單、說難也很難。很多人表面上做了不少好事，但仍有私心，對付出的財力物力還有眷戀，或是希望能得到他人稱讚，這都讓付出變得不純粹、讓善意沾染其他雜念。所以在西藏，一切供養從最單純的供水開始練習起，訓練無私、訓練捨得、訓練不求回報、訓練內心的平靜祥和。

不少學習佛法的人會從修持四無量心入門，我也不例外。四無量心意指四種廣大的利他之心：慈、悲、喜、捨，其中的「捨」，我每天都會藉由「供水」來做練習。提醒自己在做任何付出的時候，要像水一樣純淨無染，沒有雜質雜念，不要帶有任何目的性，對所有人不分親疏貴賤一視同仁，像雨水，降在山上也降在平原；像河水，流過鄉村也流過城鎮；像泉水，給男人喝也給女人喝。

無私

若不是佛教徒，沒有菩薩、佛祖可以供怎麼辦？照樣可以練習放下不捨，從轉念開始練習起。先從你看得順眼的人開始做起，經常問自己「我能為他做些什麼呢」，而不是「我可以從他身上得到什麼」。久而久之就會累積出好人緣，與他人培養出親密的互助模式。心理學家發現，與他人擁有良好互動關係的那些人不容易感到孤立無援，不但老化速度慢，抗壓力也特別強，就連罹患心血管疾病的比例也比一般人低。美國密西根大學的一份研究報告指出，擁有高品質的人際互動對健康有益。與其擁有許多因利益關係結合的朋友，不如真正擁有幾個知心好友。影響健康的關鍵在於人我關係的品質，而不在於朋友的數量。

關係間同樣也存在著物理學中的「作用力與反作用力」，這是自然的規律。我觀察到現代人夫妻或情侶之間有很強的占有欲，認為對方是屬於我的，進而去要求對方應該買什麼什麼給我，對方應該為我做什麼，當對方無法達成「任務」就抱怨。你發出種種抱怨，對方也會反彈，怨氣最後還是返還自己身上。

真正的愛應該像水一般純粹，你給對方愛的時候要像供水一樣無私欲，不求回報，一樣要經常問自己「我能為對方付出多少」，而不是「對方可以給我多少」。許多關係出問題，都出自於一直想要、一直不滿足的狀態，陷入貪欲無止盡的循環。仔細回想，之所以感到不滿足，覺得對方做得不夠多，難道不是自己要求太多了嗎？如果是出於無私的、沒有雜染的給予，不要求回報，就不會有這麼多不滿足了吧！

淨化

藏醫藥寶典《四部醫典》裡列出了七種水，分別是雨水、雪水、河水、泉水、井水、海水與森林之水。要維持健康，必須使用沒有被汙染的水。舉例來說，高原上乾淨的水可入藏藥，但如果是降在工業之城的雨水就不能用了。好水、在對的時辰、在藏醫手中可成為藥材，若在喇嘛手中，唸過經的水則能成為淨化工具，將尋常的空間轉化為神聖的場域。灑水有普施佛法的象徵之意，目的在於祝福眾人皆得乾淨清涼。據我所知，道教也有這種「灑淨」的儀式。自古以來藏人尤鍾乾淨無汙染的山泉水，認為山泉水有能量，是得到山神祝福、能淨化心靈的甘露。

水元素有「無染」、「淨化」、「流動」、「轉化」等特性。我們可以透過觀想各種水的特質來淨化心靈。「雨水」下了就下了，愛落在哪就落在哪，無牽無掛，觀想自己如雨水一般，隨心自在。「雪水」沁涼甘甜、沁人心脾，觀想自己能像雪山之水一般為人除去惱熱。「河水」川流不息，觀想自己如河水一般時時刻刻轉變、時時刻刻變得更好，在流動中展現不停滯的生命力。「泉水」富含礦物質，內涵豐富卻質樸不浮誇，觀想自己如活泉一般，頭腦靈活創意源源不絕，有實力卻謙遜。「井水」滴滴緩慢經岩層過濾，歷練過後展現出沉靜穩定的特質，觀想一口井水，如明鏡般照見自心。「海水」納百川而不改其性，觀想自己如海洋之水一般擁有無限包容力，卻仍能保留自己的特性。「森林之水」靈動活躍，或成瀑布、或成朝露、或成湖泊，觀想自己如森林之水擁有多種形式，富有彈性，順應萬變。

自然界實質的水，像是山上的瀑布或噴泉，飛濺時水分子與空氣摩擦產生大量負離子，讓人一靠近馬上感到舒暢愉悅。沒時間去山上的時候，即便只有一分鐘空檔，不妨練習看看，藉由觀想你喜愛的水，來幫助你達到放鬆、轉化、調整心緒的目的。

最便宜的保養品，喝出好氣色

外在大宇宙、人體小宇宙的地水火風空五元素始終相互呼應、互相影響。以水為例，地表約七○%被水覆蓋，而在人體中，水的重量也很巧合地約占體重的七○%。不少科學家觀察到月亮盈虧、潮汐消長，與人的身體狀況和情緒起伏間，似乎存在著某種微妙的聯繫。在《月球如何影響你——生物潮與人的情緒》一書中，作者認為月球引力能像引起海洋潮汐那樣，對人體中的液體產生影響，這就是所謂的「生物潮」。多項研究證實，即便受測者看不見月亮，他們的睡眠時間仍會受到月亮週期的影響，各國學者得到一致的結論是——月圓前後幾天，人體內的褪黑激素比較少，需要的入睡時間比較長，入睡後睡眠深度較其他日子來得淺，且平均睡眠時間較短。

而擅長觀察天體運行的西藏尊醫們，其實在幾千年前就注意到了天體與人體間的互動，精細身中的三條主要經脈中脈、日脈、月脈，其中有兩條還乾脆就以日月來命名。這三條分別有不同的生命能量流貫其中，與五元素之間也有關聯，像是中脈主要跟風元素有關，日脈與月脈則涉及水分與血液，也就是說與水元素間有相當密切的關聯。與印度脈輪、中醫經絡的概念類似，藏醫也認為經脈堵塞不暢通是引發疾病的原因之一。風與水元素都是流動性質的元素，缺風或缺水的失衡，展現出來的就是體內循環不良所造成的各種疾病。

癡愚

前文提及西藏醫藥古籍《四部醫典》將疾病歸因於人體的「隆」、「赤巴」、「培根」三大生命能量的失衡，其中培根能量的本質即為水，體內水元素的高低起伏就是由培根所控管的。此外，培根還肩負潤滑身體諸多關節的任務，並與火元素一起幫助筋骨肌肉代謝。水元素如此重要，該如何照顧水元素呢？答案因個人體質而異、因季節而異、因居住地域而異，若把細節通通交代清楚，那又得另外出一本書了。幸而睿智的藥師佛早就替大家設想好鍛鍊健康、預防疾病產生的方法，不論在地球哪個角落都適用。從靈性的角度來看，培根、水能量的失衡，原因出在貪嗔癡三毒中的「癡」，指愚昧、沒有智慧。

從西醫的角度來看，喝足夠的水能從根本去解決代謝、老化、循環不佳的生理問題；藏醫又進一步告訴我們，要開啟智慧，避免無知，從根本去解決無明、體內生命能量失衡的心靈問題。當水元素平衡的時候，人將感到快樂、平靜、被愛。如果能有這些美好的感受，身體的免疫力將發揮最完全的防禦力。

缺水

前面談地元素時，提到了藉由螯合療法排重金屬。稍後談火元素，將介紹「複製太陽遠紅外線，能夠讓細胞修復再生的靜脈雷射」。而在空元素這一節，清空血管垃圾的德國智能血液淨化技術是章節重點之一。講到水，以西醫預防醫學的觀點來看，先別急著找先進機器做療程，一如水的單純，我純粹就是希望大家每天都能喝足夠的水。有項針對職業運動員做的醫學調查，學者發現他們罹患癌症的機率較一般人低，歸納分析原因，最關鍵在於運動員身體活動量大，雖然水分消耗得多，但補充得也多，新陳代謝旺盛，體內有毒物質積存量很少，因而大大降低罹癌風險。

依稀記得幾年前曾有個礦泉水廣告，洗腦式的臺詞一直勸人：「沒事多喝水、多喝水沒事。」其實說得沒有錯，長期讓身體處於缺水狀態，人還真的會很「有事」。水可以幫助體內酸鹼平衡，水喝不夠的人，身體基本上都偏酸。其他還有代謝不良、肥胖水腫、腸道便祕、皮膚老化等。雖然電波拉皮、注射玻尿酸或長效膠原蛋白、埋線拉提、幹細胞療法……醫學美容可做的項目百百種，或多或少還真的有淡化淚溝法令紋、撫平皺紋、創造小V臉等效果。不過，回到源頭，皮膚老化的關鍵還是在於人體缺水。而臉上膚色不均勻，很大一部分也跟喝水喝不夠、內臟無法有效排毒有關，臉生暗瘡與痘痘反應出體內臟器的健康危機，例如下巴周圍長痘，很有可能是內分泌失調。腸道若不健康，臉色就枯黃黯淡，更嚴重一些，為便祕所苦，連帶皮膚還有可能出現內分泌性過敏反應。

人若缺水，如同旱季的溝渠，髒汙全卡在裡頭，下場夠大的雨，活水沖過，馬上清潔溜溜不發臭不卡垢。傳統養生書籍建議喝水量為「體重×三十CC」，我認為這不夠，每天應該要能喝到三千CC的水。我做過臨床研究，女性若每天喝至少三千CC的水，連續六個月後，她們都開心了，有的肌齡年輕十歲、有的體重下降，甚至有便祕問題之前沒說的，喝水養生後，肌膚水潤透亮，容光煥發全寫在臉上，不用問診也知道，她的腸道現在肯定都有乖乖做事。

怎麼喝水

每天喝水喝三千CC是我建議的基本量，當然，還要依照個人實際狀況做增減。如果你運動時間很長、流汗流很多，又愛進烤箱、蒸氣室，躺岩盤浴排毒，有可能需要喝超過三千CC。或是去比較炎熱、乾燥的地方旅行，喝水量也需要往上加。甚至，這陣子喝酒喝多了、吃得太油膩，喝水量也都要再調整。需要加還是減，有個簡易的自我檢測方式——就是去「品嘗水的味道」，人體處於缺水狀態，水的味道嘗來特別甘甜，若已經喝夠了，再喝下去，水的味道會轉苦，讓你不要再喝了。這是人體自我平衡的機制，靜下心來，你一定能察覺到味覺的變化。

若以三千CC為基準，要怎麼喝呢？首先，起床先喝五百CC溫熱的水，慢慢喝，小口小口喝，讓腸道慢慢醒過來，然後去上廁所。到中午前再喝五百CC，很容易達到，我自己有時一早上就喝超過一千CC。中午及下午都可以盡量喝，一樣是慢慢喝，到了傍晚五、六點太陽下山之後就要開始少喝。入夜後一整晚不要喝超過五百CC，尤其是睡前兩小時，儘量不要喝任何飲料，這是為了要避免半夜起床上廁所，中斷睡眠。

針對想減肥的人，另有一個喝水小妙招，就是在進食前先喝五百CC，再搭配運動，減肥、排毒效果會更明顯。記得，一樣是小口小口喝，不要牛飲。此外，坊間流傳著一個錯誤的迷思——胃不好不能多喝水，尤其吃飯時不要喝。這是不正確的觀念，胃脹氣的原因不是因為吃飯時喝水，不敢喝水、水喝不夠，讓腸胃道血液循環不良，胃會更不舒服。我曾請病患以小口小口喝水的方式，每天至少喝三千ＣＣ溫水，後來他吃飯時會胃痛的毛病改善不少。要有智慧去選擇對自己好的生活習慣，而不是把眼睛閉起來，隨便聽人亂說。

好茶

女孩子家要改善皮膚狀況，能不能喝夠三千ＣＣ水很關鍵，偏偏有人喜歡討價還價，還開玩笑問：「弱水三千，我只取一瓢飲，其他都喝飲料這樣可以嗎？」每天的三千ＣＣ，以溫熱的開水最佳，要喝飲料當然也是可以，但不包含有熱量的湯或含糖飲料，連黑咖啡也不能算。只有好茶、自己泡的茶我勉強可以讓你算在三千ＣＣ的「扣打」裡。

臺灣是手搖茶王國，各種手搖飲料揚名國際，但手搖店那麼多，如果你不能確定茶葉品質，不能確定是不是加了茶香精，還是自己買好茶來泡比較安心，免得身體又要額外花力氣去排毒。喝錯了手搖飲料，不但不能算在每日的三千CC裡，我還要給你倒扣，罰你再多喝五百CC水來排掉那些你喝錯的。日本「長壽第一縣」靜岡縣出產綠茶，居民天天喝好茶，不但很少胖子，就連罹患心血管疾病的也少。在很健康的情況下，靜岡人享受著長壽人生，這就是我所推崇的「健康衰老」狀態。

我們看到許多喝茶有什麼好處的研究與報導，把兒茶素延緩衰老的效果描述得很神奇，不過大家拿來研究成分的，多半是好茶，你喝它，當然能體驗到兒茶素的好處。萬一喝到的是來路不明的劣質茶，那可就沒有這麼神奇了。臺灣自己有產很多好茶，像是有熟果與蜜香的東方美人，甚至還紅到英國去。臺灣其實頗有本錢，能像靜岡人一樣喝茶喝出健康長壽。所謂智慧，就是能為自己做出正確的選擇，要喝就喝對自己好的吧！

2-8 觀想那個光 再做一回好人

至少比達爾文的生物進化論還早了一千年，在沒有超音波、X光的年代，藏醫藥的唐卡掛圖上就已經清楚描繪出人類生命的起源。藏醫自有一套完整的胚胎學理論，其中與五元素有關的部分，提到父精母血，《四部醫典》提到，孕育胎兒的精血若缺地則不生、缺水則不成形、缺火則不成熟、缺風則不活動、缺空則不發育。

五元素齊備才有好孕。成功受孕後，地元素產生骨、肉和嗅覺，水元素則生成血、人體裡的其他液體和味覺，火元素讓胎兒有了體溫和視覺，風元素形成呼吸和觸覺，空元素形成令生命運行的孔竅和聽覺。

理想平衡

人吃五穀雜糧蔬果魚肉（地與水元素），再吸入氧氣（風元素），在體內就會產生火與能量，供人俯仰坐臥所需。這個火就是西醫口中的新陳代謝。前文提到，藏醫將生命能量分成隆、赤巴與培根，其中赤巴主管的便是身體與新陳代謝有關的大小事。赤巴與火元素密不可分，火元素太多或太少，會引發與消化、代謝有關的疾病，肝臟、膽囊、小腸都可能出狀況。就心靈層面而言，貪嗔癡三毒，嗔毒，也就是愛生氣，特別會影響到赤巴的起伏。從西醫的角度來解釋，怒氣與壓力會刺激交感神經，讓與消化和修復有關的工作暫緩進行，甚至暫停，間接影響新陳代謝。回想一下，當你壓力很大、工作很忙的時候，是不是常忘了去上廁所，因為壓力、怒氣或焦慮等心緒，都會促使交感神經積極工作，而它的工作項目之一，就是減少排泄物，你自然也不容易有尿意。

綜合來看，火元素、生命能量赤巴、自律神經系統、新陳代謝若處於一個理想的平衡狀態，人的氣色會很好，消化順暢不積食，排泄也會很規律正常。知飢知渴，胃口不錯。其中比較特別的是位於心臟的赤巴，叫做「能作赤巴」或「赤巴朱切」，藏醫認為它支配思想意識，並與人的氣度和膽識有關。

要讓火元素不失控，最根本的辦法是戒掉愛生氣、情緒容易爆走的壞習慣，這部分可以透過靜坐和觀想來改善。其次，就是用自然界的五元素來校正身體內的五元素，而自然界最厲害的火，就是太陽和它的光。第三招，既然火元素與消化和新陳代謝有關，我們可以用智慧選擇容易消化、能促進新陳代謝的食物和飲食法，幫助火元素完成它的工作。

靜坐

靜坐、坐禪，不僅是深受佛教徒喜愛的修行方式，古今中外，全世界都在這樣「坐」。習武之人藉由靜坐排空雜念、修身養氣。瑜伽士、瑜伽女靜坐打通脈輪，使生命能量暢通無阻。甚至，西方人還透過靜坐來戒毒、戒癮。至於以靜坐方式來使腦波降到最有創意的α波，作家、藝術家、哲學家這些靠腦袋吃飯的人，都很需要。

學界關於靜坐有什麼好處的論文發表不下數百篇，簡單歸納：在處理疾病方面，若把靜坐納入輔助治療的療程，可以收到的效果包含為患者減輕壓力、降血壓、改善動脈彈性、抑制癌細胞增生、減緩焦慮與抑鬱、改善失眠、調節心律，甚至對疼痛不再那麼敏感難耐。但若只把靜坐當成一種療程未免可惜，站在預防醫學的角度，我認為大家每天挪點時間來練習更好。人一旦開始靜坐，原本過度的心臟跳動節奏會逐漸和緩下來，交感神經恢復穩定，改由副交感神經主導，此時大腦情緒調節能力增強，免疫力提升、智力提升、創造力提升、注意力提升、感受快樂的能力更是大大提升。

西醫從實驗室出發，重視結果，雖然凡事都有數據、證據，但有時不小心就把事情描述得太複雜。在養生這一塊，中醫跟藏醫用宏觀的視角直指重點，簡明扼要。《黃帝內經》：「恬淡虛無，真氣從之，精神內守，病安從來。」談養生練功，不在於你把姿勢硬要喬成什麼樣子，重點在心的修煉。中醫說的恬淡虛無，接近道家的「物我兩忘」，西藏喇嘛會說，靜坐是在練習從「無我」和「利他」的角度去放鬆，重點是讓身心靈回歸平衡。

呼吸

靜坐的方式與層次非常多，這裡先教適合入門者的「練習呼吸」。

1. 坐好坐穩之後，開始深呼吸（腹式呼吸），先把肺活量提起來，藉著氧氣帶動體內循環與新陳代謝。
2. 收攝眼神，專注在呼吸，用鼻子慢慢吸氣，眼睛向內看，好像看到氧氣沿著小腹、肚臍、腹腔、胸腔到喉嚨，一路灌飽上來，用鼻子慢慢吐氣，耳朵似乎能聽見呼氣的聲音。讓如同野馬一般的交感神經停下腳步來，
3. 吸氣越慢越深越好，感覺一下肚子緩緩向外膨脹，像肚子裡有顆越灌越飽的氣球一樣，吐氣時，也是用鼻子慢慢把氣吐盡，感覺到肚子慢慢往內縮。

靜坐時什麼事都不用想，但如果有很多事接二連三從心裡跑出來，那也沒關係，就讓它們像河水上的花瓣漂過來，又自己漂過去就好，你不要去撈它，也沒必要追著它跑。不少人發現靜坐時加入「數息」，可以更專注在當下，頭腦比較不會想東想

西。吸氣時，我可以數到一百零八下，再將氣吐出來，不過可以數幾下也不是重點，重點是你能數的數字將越來越多，每天練習，肺活量會越來越好。

大部分初學者剛開始練習靜坐時，往往思緒紛飛，但隨著你越來越進入狀況，頭腦被雜事干擾的頻率會越來越低，而你能體驗到自在輕安無罣礙的時間會越來越長。有人用「安詳寂靜」來形容靜坐時深層放鬆的狀態，不是說真的眼耳鼻舌身對外界完全沒感覺了，不是說你遁逃到了哪個神奇的舒適時空裡，而是此時此刻就算有垃圾車來到家門外，你不會覺得它吵雜，仍舊感覺安詳，甚至還有可能覺得垃圾車的音樂滿好聽的。對生病的人來說，靜坐或許沒辦法讓疼痛完全消失，但一旦開始練習靜坐，是有可能轉化疼痛感、減輕對疼痛的敏感度，讓它不再那麼可怕、那麼討人厭。

經常練習深呼吸後，本來很淺的、很急促的呼吸習慣會被矯正過來，進入深層呼吸的層次，接著可進階練習屏息。練習屏息時可站著或坐著，這個練習有三個步驟：

1. 用鼻子慢慢吸氣。
2. 吸到最飽的時候開始屏住氣息，儘量撐久一點。

3. 憋不住的時候，快速用鼻子把氣吐出來。吐氣的速度越快越好，鼻子甚至可以發出很大聲的「哼」的聲音。感覺吐氣時胸口打開，整個胸腔都被打開，就連肚子也會用力地往外放鬆。

靜坐過程中，不斷練習深呼吸與屏息，非常累人，本來不容易流汗的人，只要經常練習，都會開始出汗，會很舒服地放鬆下來。

觀想

靜坐是啟動副交感神經的好方法，觀想也是。《華嚴經》有句名言：「應觀法界性，一切唯心造。」觀想健康，觀想美好的未來，觀想藥師佛的祕密花園，觀想愛、和平、善意，觀想什麼就能擁有什麼。若覺得自己又老、又病、又胖，覺得對未來充滿恐懼，覺得處處受侷限，感覺到壓力、孤獨、衝突，覺得自己有多慘，自己還真的能變得那麼慘。當我的上師察覺我有這些亂七八糟想法出現的時候，他經常會這樣提醒我，有讀經的時間、有掃地的時間、有跟同伴開心玩耍的時間、沒有生氣的時間喔。人是有選擇的，能夠選擇平靜、快樂、自在地度過每一刻，何必選擇花時間為自己編寫悲情劇本，然後融入其中而過著悲慘生活呢！

火元素能燃起意識之光。藏傳佛教坐禪的最高境界——大手印（或稱大圓滿），觀想的時候即需要藉助光的力量。首先，要「滅」！把現有的肉身、癡心妄想、貪與欲、惡業通通滅掉或熄掉。就像關掉電腦電源一樣，把所有貪嗔癡通通關掉、歸零。滅了之後什麼都沒有，就是「空」。然後才能重新開機、升級。觀想一束光進來，觀想自己為本尊（修習藥師佛就觀想自己是藥師佛，修習綠度母就觀想自己是綠度母），觀想過程中，本尊的身口意與自己的身口意並無分別。觀想自己為佛菩薩後，接著進入淨土（Pure Land）、進入壇城（佛菩薩在天上的居所）。若觀想的是藥師佛，所進入的就是「藥王城」這個祕密花園。

透過光的觀想，便能宛如嬰兒般重生（Generation Stage），純淨無染、無病無憂。在淨土、壇城裡，人可以成為藥師佛、觀世音菩薩，也能自由轉變成時輪金剛、綠度母，甚至是蓮花生大士。佛菩薩不再只是我們禱告、祈求的對象，祂更存在於我們的心智當中，透過觀想，我們就是祂，成為祂，我們便具備解決一切痛苦與難題的智慧。若能如此，即能得到永恆的快樂，擺脫生老病死，跳脫輪迴。

在淨土、壇城裡，一切都是好的，連毒藥都可以變成甘露，所有不好的東西都能轉換為好東西。喜歡甜、愛吃糖也沒有什麼不可以，糖不會讓你發胖、不會導致糖尿病、不會誘發心臟病，糖不會變成毒，糖就只是甜美、令人愉悅的糖。淨土是學佛人最終要去的地方，這樣一個好地方，裡頭所有一切都是好的。「光」在大手印的修煉中，占有非常關鍵的位置，它是啟動美好轉換的必要元素。想要進入人人夢寐以求的淨土，若沒有了光，一切免談。

藏傳佛教裡的火與光，是能幫助人達到身心靈平衡的重要元素。以西醫的觀點來解釋，靜坐或觀想確實有激活副交感神經活性的功效，有助於使神經安定，神經安定了，情緒就穩定，比較不容易產生暴躁、憂愁、焦慮等情緒。而人身體的新陳代謝、吃喝拉撒睡也由副交感神經管控。拿開車做比喻，交感神經就像油門、副交感神經如同剎車，車子要開得順暢平穩，油門與剎車都要能運用才行，剎車失靈往往就會出車禍啊！同樣的道理，人的身體要能活動自如、心情平穩寧靜，交感與副交感的平衡就很重要。

西藏人喜歡親近自然，也喜歡觀想自然界的地水火風空，前面幾節提到觀水，但比起光跟火，水的受歡迎程度只能在他倆之後，勉強排個第三名。我接著再講兩個與火元素有關的故事。

點燈滅除大闇

對活著的人來說，可藉由火與光的觀想，抵達淨土。在西藏，這招對往生者一樣管用。曾有個西藏阿伯，生前壞事幹盡，死後變成惡鬼，到處飄蕩無法投胎，不要說修煉成佛了，連進入六道輪迴的機運都沒有，只能無指望地盲目飄蕩。後來阿伯的家人幫他到大昭寺祈請大喇嘛協助，大喇嘛起先以平常慣用的方法來超渡阿伯，試了幾次都沒有成功，直到大喇嘛在釋迦摩尼佛跟前點燃一盞酥油燈，曳曳火光雖小、雖飄搖，卻堅定亮著。突然間，阿伯似乎重新看見路，聽見誦經聲，乖乖投胎轉世去了。

西藏文化脈絡中的火，代表光明，人往生之後，會有四十九天沒有形體，四處遊蕩。點酥油燈，有滅除大闇、照世如燈之意，讓飄蕩無所依歸的靈體能循著火光，到達該去的地方。

不要迷路了啊！沒有形體的靈魂也好，活在世上的人也罷，迷失無助看不清的時候，別忘了抬頭看看太陽，讓自己沐浴於光明中，被溫暖擁抱，即便在沒有太陽的陰天，還是能點支蠟燭、點盞酥油燈，藉由火光滅除心中的無明，使身不在暗處。人非完美，短暫墮入貪嗔癡的迷霧中在所難免，幸而還有火與光，能引導我們一次次覺醒、一次次重生，再做回好人。

火供養除障降魔

藏人對火的運用，除了點酥油燈為亡者引路，「火供」也值得一提。出家人閉關修煉一段時日，出關時通常會進行火供，目的在除障、降伏妖魔鬼怪。鬼沒有身體，其實已不需要吸收可讓身體活動的熱量，根本不用吃東西，但它們仍有對吃的執念，一直想吃、一直很餓。火供是相當激進卻有效率的布施，西藏出家人會在火裡丟入像是青稞、糖粉、奶酪、小麥等糧食。餓鬼們會如飛蛾撲火般，無一例外、前仆後繼地投入火堆中搶食，就算被火燒得很痛，它們的執念還是把它們推入火中。

人都有不同的執念，鬼也是，有的鬼執著吃，有的鬼執著金銀財寶，有的鬼執著漂亮的衣服，於是出家人也會在火供中放入各式各樣的東西，把這些東西燒掉，鬼就沒甚麼好搶的了，讓鬼突然醒悟，原來這些美食、珠寶、漂亮衣服，都是沒有的東西啊，因此而覺悟，放下執著貪念與迷戀，重新投胎去，或許做人、或許做狗。總之，能放下執著，才能獲得重生的機緣。火供乃是大師藉由法會，燒毀、轉化我們的執著，其實跟自己坐禪觀想淨土天堂，於本質上無二，沒有差異。都是藉由光與火，先滅我執，再重生。

29

全光譜日照體驗沾床秒睡

時間回溯到數十年前，當太空人遨遊宇宙執行任務時，長時間處於無重力空間，使得他們出現肌肉萎縮、視力衰退、身心耗弱等各種衰老問題，於是蘇聯腫瘤研究中心，開始研究太空人全身細胞自體修復的可能性，結果找到的答案是「紅外線」。

經過一連串複雜的研發過程，「靜脈雷射」問世，這項延緩衰老的技術，目前在歐洲十分受到矚目。靜脈雷射原理是複製太陽裡面紅外線，利用光纖導管將低能量的紅色生化雷射光從靜脈導入，激活血液細胞、增強自體免疫力及血液流動性、增加紅血球的帶氧量、清除體內容易致癌的自由基。適應症包含代謝症候群、過敏性疾病、蕁麻疹、手腳冰冷、中風暈眩、痛風等。靜脈雷射巧妙運用紅外線來達到細胞修復與再生的功效，它的原理與晒太陽一樣，只不過更有效率一些，雷射六分鐘相當於做日光浴一小時。

生命要能繼續存活下去，陽光、空氣、水三元素缺一不可。要你接受光照，不是隨便的光都能越照越健康，若長期處於只能提供橙綠靛三種光譜的室內光源下，很可能會日漸疲累、緊張，越來越焦慮、暴躁。要照什麼才能讓人越照越放鬆，照出彩虹般的好心情呢？答案是「全光譜」（Full Spectrum）的太陽光。

全光譜包含紅橙黃綠藍靛紫七種肉眼可見的光，外加紫外線（UVB）與紅外線兩種肉眼看不見的光。全光譜擁有完整的波長與能量，可稱得上是「生命之光」，植物被這個光一照，再加上水，就能產出醣類。動物藉著生命之光調節人體內營養物質的合成，並排除老舊廢物，促進新陳代謝，紫外線促進鈣質合成、紅外線幫助細胞修復，全光譜中各個波段的光，各有妙用。

維生素D與血清素

雖然我把空火地水風五元素分開來聊，但其實他們的關係密不可分。像是火與地，地是土地，對應在人身上則是骨骼，骨骼由鈣、鎂、磷等礦物質組成。而接受太陽這顆大火球的光照，能得到免費的維生素D，擁有足夠的維生素D對維持骨骼與牙齒的健康很有幫助。皮膚受太陽中的紫外線照射後，會合成維生素D3，能促進小腸對鈣和磷的吸收。而且，夏天曬太陽得到的維生素D，還能儲存在脂肪中，以便應付日照不足的季節。

如果你覺得臺北太常下雨了，曬不到太陽，現在廉航東南亞機票很便宜，不如就花個幾千塊飛去泰國、馬來西亞享受陽光假期，邊玩邊幫自己存健康，一舉兩得。雖然市面上能買到維生素D錠，但不能保證吃了對身體不會造成額外付擔。如果缺乏維生素D，吃再多補鈣補骨的健康食品也是無用。人體需要維生素D才能吸收鈣，否則人體無法產生足夠的鈣三醇賀爾蒙。若沒有足夠的鈣三醇賀爾蒙，人就沒辦法從食物或營養食品中吸收到足夠的鈣。

以為維生素D只對你的骨骼好？那就太小看它了。事實上，維生素D不僅跟骨質很有關，它也參與了多種身體新陳代謝的過程，在體內的健康保衛戰中，能防止免疫系統敵我不分攻擊自己人。維生素D還是個好教官，能勸導癌細胞回歸正途，不要無止盡擴增鬧事。如果你身體裡有足夠的維生素D，就比那些晒不到太陽的人少三〇%的罹癌機率，維生素D是太陽送你的免死金牌，大腸癌、乳癌、攝護腺癌看到它都會自動迴避。沐浴陽光中，還能讓白天的血清素（Serotonin）濃度升高。白天晒不到太陽，血清素不足時，情緒容易起伏大，甚至會讓自律神經亂了套，交感副交感不知什麼時候該切換，身體器官運作大亂。眼睛接受到陽光，血清素神經就會興奮，告訴大腦該起床囉！

血清素是一種可以使頭腦清醒、情緒穩定的神經傳導物質，在翹翹板另外一端的則是褪黑激素（Melatonin）。白天血清素高、褪黑激素要低，如此一來人就會頭腦清晰、思慮順暢，並少些急躁與煩悶。晚上褪黑激素高、血清素低，就能擁有好的睡眠品質。失眠、出差調時差的人，甚至還會吃褪黑激素來幫助入睡。而不少憂鬱、躁鬱症患者，需要服用補充血清素的藥物，使心情愉快。其實，能好好晒太陽，就不用靠藥物來調節褪黑激素和血清素，既天然又不花錢。此外，血清素升高，副交感神經活性也會跟著提升，人會感到放鬆而愉悅。小孩上學起不來，上班族早上聽不到鬧鐘，可以試試看把床移到陽光能撒進來的房間，讓太陽光幫你Morning Call，會醒得很舒服、很自然。

在國外有種利用太陽來治療失眠的「日光療法」，原理就是讓身體擁有足夠的血清素，如果人一整晚能有四個小時以上的深層睡眠，身體會自動修復該修復的、代謝該代謝的，讓你隔天一早煥然一新。

想要老得慢、老得健健康康，陽光浴比起藥草浴、岩盤浴都還要好。我接觸過許多癌症病患，手術後復原慢、心情不佳、睡不深，仔細詢問他們的日常作息，多半都有缺乏日照的問題。我會希望他們儘量每天出門晒三小時的太陽，或以靜脈雷射的紅外線替代，除非細胞完全衰竭、壞死，否則一定有機會修復。生了病的人，更需要去瞭解身體自我修復的機制。生大病不是因為你運氣不好，而是在提醒你該重新檢視自己的生活習慣、檢視自己的情緒起伏，借力使力，若能恢復與大自然的連結，會很快找到屬於自己的平衡。為了細胞的修復與再生、為了擁有彩虹般好心情、為了工作時思慮清晰、為了沾床秒睡一夜好眠，一起去晒太陽吧！

怎麼晒才好

如果只是考慮到維生素D的存量，當然，我們從食物中也能攝取到維生素D，但有學者計算，晒半小時太陽所獲得的維生素D，比吃兩百顆蛋還來得多！想想還是用晒的比較快。每天半小時到兩小時，早上、傍晚的太陽都很好，儘量避開十一點到一點的烈日，尤其是夏季。不過這只是大原則，棉被有厚有薄，晒的時間長短都不一樣了，何況是人？人的體質強弱寒熱、膚色各異，像是膚色淺的人維生素合成能力強，可以不用像膚色深的人晒那麼久。

晒的時間長短還得靠自己來調整，去感受一下身體的感覺，感覺晒得暖活舒服，差不多就可以了。晒到紅通通甚至有點痛，那就是晒超過了。雖然晒太陽好處很多，但晒過頭也有可能造成反效果，例如吸收了太多紫外線，皮膚容易老化產生皺紋。在國外還有日晒成癮的案例，對晒太陽產生的愉悅感上癮，一天到晚只想著去沙灘做日光浴，其他啥事都幹不了，雖然這種例子不常見，但還是有可能發生。東方醫學系統重視各方面的平衡，多則瀉、少則補，不走極端，養生的方法也該遵循中庸之道，做到剛剛好最好，不足或太超過反而破壞平衡。

晒太陽與烤麻糬的道理差不多，你烤麻糬不會只烤一面吧，若每個部位都晒到是比較理想的。如果太陽不是太烈，可以不必戴帽子，讓陽光直接通過頭頂的百會穴進到身體，補陽氣、活絡全身經脈。晒後背能為心肺脾胃補充正能量，如果容易手腳冰冷、體內循環不佳，不妨多晒晒後背。晒腿部能預防骨質疏鬆、加速腿部的鈣質吸收，也能預防腿部抽筋。經常活絡腿部氣血，晒太陽、按摩，再加上持續訓練股四頭肌、臀大肌，以及大腿後側的肌肉群，是常保活力的關鍵，就算年紀大了，依舊能夠腿腳有力，達到健康衰老的目標。另外，別忘了將手心也面對太陽晒暖，手掌有許多能讓人放鬆的穴道，讓陽光幫你舒活一下，晚上會睡得比較好。

像太陽一樣發熱——拙火定法

前一節提到的初級靜坐，適合所有人練習，即便身體有些不方便，沒辦法把單盤、雙盤做標準，也能練到某種程度，至少讓心靈靜下來，避免交感神經過度興奮。

但再往下修煉，就得拜師了，藏傳佛教中有些密法，是非常有效率的修持法，如那洛六法，包含拙火定法、幻身法、睡夢瑜伽、光明法、中陰法、遷識法（破瓦法）。其中能讓人即身成佛的「拙火定法」，修持者「火息入中脈」後，體溫會升高到不可思議的程度，自己就像是個會發熱的太陽。從前師父檢查徒弟有沒有練成，甚至會在冬天用冰水把布浸溼，覆蓋在徒弟身上，看看他有沒有辦法一再把冰的布烘乾。如果可以，表示修煉有成，從此「寒不能侵、病不能染」，再也不會生病，從根本解決因疾病衰老耗損的狀況。這一點，讓西方醫界尤其感興趣，學者們仔細監測喇嘛們修持拙火時身體各項數值的變化，包含新陳代謝速度、體溫升高的狀況、內分泌系統與神經系統的反應，希望能藉此為病人找出比吃藥副作用還低、甚至沒有副作用的治療法。

拙火藏文為Tummo，透過觀想能活化臍輪產生拙火，它的代表梵音為「哩」（Hrih），誦持咒音的目的在於使身體小宇宙的脈輪產生與大宇宙能量同步的震動頻率。從丹田升起的熾盛拙火將沿著中脈由下往上，流經心輪、喉輪，直達頂輪，讓修持者獲得天人合一的快樂。向內，感覺到前所未有的愉悅與安定；向外，感知到整個宇宙、整個世界一切美好。為什麼會這樣呢？

按藏醫藥學解釋，修持拙火，可將五脈輪上的貪嗔癡慢疑五毒轉化為五智，分別是法界體性智、大圓鏡智、平等性智、妙觀察智與我成作智等五智，有了智慧，能看清宇宙間萬事萬物美好的本質，即便它的外在被包裝成一個逆境或一場疾病，你仍能用智慧去瞭解每個事件裡頭所蘊藏的善意，如此一來，知道一切都是最好的安排，所有執著都能被放下，當人沒有執著、沒有糾結的時候，自然就能感受到前所未有的輕鬆愉快了。

很重要，所以再提醒一次，拙火定法不能自己亂學，一定要在老師的指導下練習，修持拙火前，身心靈要先提升到一定素質，按部就班來練，否則亂在體內升火，萬一火遇到阻塞無法通達頂輪，就像大樓失火燜燒，是很危險的。

能吃是福，什麼都不必戒

攝取蛋白質，吃肉肉長肉肉能很快補充人體內的地元素。喝流質食物則能跟水元素互動，而澱粉質是啟動新陳代謝的火種，與火元素相應。大地之母生養萬物，透過多元豐富的飲食，人體便與自然界中的各元素產生連結。很多女生怕胖，拒澱粉於千里之外，在飲食文化多元的臺灣，能盡情享用各國美食，如果還對自己設下許多限制，實在很可惜，難怪身體不開心、心情不美麗。

完全不吃澱粉，血清素與皮質醇的分泌很快就會被打亂。前面一節提到，血清素缺乏，情緒就容易失控、爆走，甚至殃及無辜路人，所以看見有人不吃澱粉減肥時，我都會開玩笑說：「離她遠一點喔，不然會被掃到颱風尾。」拒澱粉於千里之外，就算體重變輕，減掉的經常是寶貴的肌肉與水分，人外表看起來就像是被遺忘在冰箱裡的蘋果，變得又皺又黯淡。

人可以選擇與自己體質和生活習慣最相應的飲食法，但如果有哪種飲食法禁止你去攝取某種很關鍵的營養，甚至只讓你「盡情地」吃某類食物，而不是從平衡的角度來給建議，這樣的飲食法通常會打亂身體的平衡，要非常小心。

選擇澱粉

帶著限制的心情來吃任何東西，等於用吃來折磨自己，心理會影響生理，讓消化、吸收和代謝的效能變差。改變一下，轉換成帶著感謝食物的心情，用「品味」的方式來吃，享受每一餐，不必刻意戒斷澱粉，不必刻意少吃肉，用品味的方式慢慢享受，而不是帶著壓力的情緒來怒吃，其實就不容易過量。

澱粉不是不能吃，而是該用智慧來選擇富含膳食纖維的澱粉。複合碳水化合物比單一碳水化合物好，保留農作物原貌、保留最多天然營養的全穀物，比加工精製過的精製穀類好。買菜的時候可以多考慮糙米、全麥、燕麥、藜麥、蕎麥、紫米、蓮藕、山藥、地瓜、馬鈴薯、糙薏仁、南瓜、芋頭、玉米、綠豆、莧菜籽。要吃就吃營養一點，選對了澱粉，它會在體內慢慢分解成葡萄糖，穩定並持續地為身體提供活動的能量。精製澱粉只是「好吃」，但未經加工精製的穀物才是真正的「好營養」，像是麩皮和胚芽，裡頭有維生素B群、維生素E、植物雌激素、膳食纖維，和鉀、鎂、鋅等礦物質，能幫你提高新陳代謝、促進腸道蠕動、帶來飽足愉快的感受，卻不會像精製澱粉一樣讓你血糖一下子升高。研究證實，選擇未精製的全穀物能降低罹患與消化器官相關癌症的風險，在美國，全穀物食品外包裝上甚至可以標註保護心臟、防癌等字樣。

用智慧來選擇好食物，不是讓你怕東怕西什麼都不敢吃，慶祝母親節或生日少了蛋糕怎麼行，沒有國王派和薑餅人的聖誕節說實在也滿冷清的，吃新疆大盤雞就是要配那寬寬的皮帶麵才對味嘛。不過，我們就讓精製澱粉儘量留在特別的日子才上桌，不要讓它們成為日常飲食，平常就算想吃，建議可先把營養價值高的蔬菜、蛋白質、未精製全穀物先吃完，再來吃你喜歡的蛋糕、餅乾，血糖比較不會一下子飆高，而且你因為前頭已經飽了，再怎麼愛吃精製澱粉，量也有限。

好習慣靠時間養成，每天做一點點小改變，健康就一點一滴累積起來。想吃義大利麵的時候改下全麥麵條，把紫米或最近很紅的藜麥混著白米一起煮，把這餐本來打算吃的一碗白飯換成一條烤地瓜……未精製的澱粉類選擇其實滿多的，搭配起來每天都可以很有變化，希望你能用智慧發揮創意，讓吃變成一件很愉快、對身體很有益處的好事情。

彩虹飲食

懂得選擇好食物之後，不用吃那麼多就獲得充足營養，減少身體的代謝工作量，有利於養壽。下一個階段，甚至能進階到利用過午不食、斷食來養生，這部分留到後頭談空元素時再細說。

選擇好食物，可以用頭腦去想想哪些是未精製過的、最天然的、保留最多營養的，還能用眼睛來幫助判斷。彩虹般的全光譜日照，讓我們越照越美麗，飲食方面，我希望你餐桌上的顏色也像彩虹一樣豐富。綠的入肝、紅的養心、白的潤肺、黑的滋補腎、黃的照顧脾胃，中醫很細心地研究出臟器與食材顏色之間的關聯，但不是要你肝不好就只吃綠色，或是想強腎就拼命找黑色食物進補，東方醫學看重的是平衡。你就像是身體的皇帝，若專寵哪個器官，那後宮肯定亂成一團，要儘量公平才好，沒有一個器官能忍受長期被冷落的寂寞。

我自己最愛用鑄鐵鍋（陶鍋也很好）煮一鍋好棒棒蔬菜湯，把一些耐煮且香甜的食材如洋蔥、牛蒡、玉米、山藥、紅蘿蔔、金針菇、黑木耳、南瓜通通放進去，等它們熟了之後再加些比較不耐煮的綠色蔬菜，每種顏色都吃到，身體就開心。因為我想吃到更多粗纖維和營養素，跟餐廳作法比較不一樣，通常有帶皮的我都不會削掉，而是用活水徹底刷洗乾淨，一起切塊下去煮。這鍋好棒棒蔬菜湯，嘗來暖身又暖心，能吃飽又不擔心熱量爆表，另外還有能刺激腸胃蠕動、幫助消化排便、促進血液循環和新陳代謝等種種好處。

為保留食材完整營養，為身體減輕排毒的負擔，在溫度方面，烹調任何食物，我認為略高於攝氏一百度，慢火低溫來煮最好，二百、三百度的高溫會讓食材產生複雜的質變，其中有些成分有致癌的危險性，有些對人體來說是不必要吸收的毒素，且烹調溫度到達一百三十度以上時，各種食材的營養都會開始遭受破壞，你等於在吃「空熱量食物」（Empty Calories Food），只吃到熱量，沒吃到營養。如果可以，日常飲食儘量減少高溫油炸、煎、烤的頻率，改用低溫烘烤、水煮、涼拌的方式替代，像德國豬腳、威靈頓牛排這一類的經高溫烹調的好料，留在特別的日子再來吃。用「無油煙」、「低溫烹調」這兩個關鍵字去搜尋食譜，你能找到更多料理的靈感。

就西方營養學的研究，長期採用「彩虹飲食法」攝取多種類的營養素，就像是幫身體裡的免疫力大軍提升戰鬥力、升級武器，難纏的慢性病、棘手的癌症比較不敢來找你麻煩。就像光譜中的紫外線、紅外線，各有其用處，每種顏色的食物，也都有它特殊的營養價值。比方說，紅色食物讓人青春無敵、氣色紅潤，茄紅素、鐵質、維生素A等，能抗氧化、保護身體免於自由基的破壞。紅色食物尤其對應到血管的健康，經常吃番茄、枸杞、紅棗、紅蘿蔔、蔓越莓、紅鳳菜、紅甜椒、紅肉，對於補充造血能量、維持血管彈性、促進血液循環等都有幫助。

橙色、黃色食物對應眼睛和皮膚的健康，黃檸檬（Lemon）、柑橘類水果的維生素C含量豐富，維生素C對於維持身體機能的正常運作有多種重要的用處。綠色食物不論東西方醫界，都肯定它對肝臟健康的貢獻。我在藏區出生，高原上沒有像臺灣有那麼多種類的綠色蔬菜，如果你到新疆、中亞那些乾燥的地方去，也沒有那麼多葉菜可以吃。你能住在臺灣、吃在臺灣，都算是滿有福氣的人。綠色食物除了各種綠色蔬菜，茶葉也包含在內，喝茶補充兒茶素，能幫助清除自由基，印象中很少看到茶人老態龍鍾的模樣，懂得喝茶的人，就算年紀大了，多半也都老得很健康。

藍色、紫色食物不如綠色食物常見，得花心思找找，藍莓、紫米、紫地瓜、紫山藥、茄子、蝶豆花都算是。藍、紫色食物中的花青素在身體抗氧化、抗發炎、提升免疫力方面扮演著重要角色。

至於白色，對應骨骼，白色的米、奶、蛋、魚類和豆類製品，提供蛋白質、鈣質，骨骼、身體組織細胞修補、發育，缺它就沒戲唱了。

協同作用

僅攝取單一營養素，即能有效維持身體某部分的運作，但同時補充兩種以上的營養素是事半功倍的作法，1＋1絕對大於2，對於增進健康可收綜效之益處。拿工具箱來做比喻，當你只有一支榔頭，敲幾根釘子還行，當有一支榔頭加一支螺絲起子，你可以輕鬆組一些層架，當你擁有一個夢幻工具箱，裡面什麼五金工具都有時，修水電、組家具、幫小孩做個玩具……能玩的花樣可多了。營養素就像工具，種類越多，能做的事就越多。

研究印度阿育吠陀的人都知道，食用印度咖哩中的薑黃，對人體有多項好處。攝取薑黃素有助於改善慢性發炎，尤其搭配富含維生素C的蔬果一起吃，能使它的營養效用極大化。印度、泰國、日本、東南亞各國各有不同口味的咖哩，薑黃、肉桂、大蒜、辣椒、小茴香等數十種辛香料混合在一起，噴香滋味，光想到就讓人口水直流。

事實上，咖哩還真的有促進唾液、胃液分泌的本事，回想一下，你吃咖哩的時候是不是特別有胃口呢！夏天吃咖哩尤其可以促進血液循環、幫助身體發汗，吃完會有通體舒暢的感覺。但因為咖哩集合了多種辛香料，對已受傷的胃來說難免太過刺激，所以有胃炎、胃潰瘍的人如果真的想吃，建議選擇口味溫和一點的咖哩。

環地中海一帶，很流行將沙拉淋上第一道冷壓初榨橄欖油（Extra Virgin Olive Oil）和義大利陳年葡萄醋（Balsamico）一起吃，除了美味，這樣吃也能增加人體對養分的吸收。有人從食材性質來考量，認為吃生菜太過於生冷，不適體質偏寒的人，但其實未必，依個人體質稍微改良一下即可，像是在沙拉裡加好的橄欖油和低溫烘焙過的堅果，就能改變菜餚性質，並增加營養。

另外，豬肉配大蒜，可以提升維生素B1的吸收；豬肚加白胡椒則能增進食欲又有助於暖胃。豆腐跟魚也是絕配，兩樣一起吃超「划算」，擁有豐富鈣質的豆腐加上富含維生素D的魚，比單純吃豆腐能提高人體二十倍的鈣吸收量！關於食物的協同作用，翻翻農民曆最後幾頁，其實前人已經歸納出許多搭配宜忌，坊間也已出版不少食物營養搭配的書籍，不妨找自己有興趣的來翻翻看。

能吃就是福，懂得選擇好的方式來吃更是雙倍的福氣，應該讓飲食成為一場滋養身心靈的饗宴，每次用餐都愉快滿足。別不敢吃這、不敢吃那，沒有自由、很拘束的時候，人不會快樂，與其使自己處處受限，不如研究怎樣吃最適合自己的口味，又符合身體需要。澱粉可以吃，像彩虹一樣顏色豐富的料理要吃，搭配起來有加乘效果的更要開心吃。

好喝蔬果汁

這是我常開給病患的蔬果汁配方，可幫助改良腸胃道環境，早上、中午、下午都能喝，最晚不要超過下午五點。

檸檬汁十ＣＣ
紅蘿蔔一條
蘋果一粒
奇異果一粒
香蕉一根
白苦瓜一條
蒸熟的地瓜一條
溫開水兩百ＣＣ
低溫烘焙綜合堅果（杏仁、腰果、核桃、南瓜籽）三十克
蜂蜜十ＣＣ
第一道冷壓初榨橄欖油十ＣＣ
如果可以，再多加幾種蔬菜，如蒸熟的花椰菜。

2-11 無力感掰掰 自在解放呼吸

記得小時候在佛寺學習時，經常要先練習打坐，西藏小孩子無拘無束慣了，其實都滿調皮的，坐沒多久不是偷偷跟同學打鬧起來，就是會去捉弄特別認真練習的人。師父見我們這樣，不罵人、也不生氣，只是笑笑說：「如果念頭不斷，就去察覺呼吸。」師父不忙著教訓人、不忙著講大道理、不忙著教我們讀經，只是叫我們去察覺自己的呼吸。

我逐漸明白，要讓頭腦清楚、思慮清明，得先止靜，而察覺呼吸，是讓身心靈合一最快、最方便的好方法。後來我在《大學》中讀到一段話，覺得它把心的轉化狀況描述得很仔細：「知止而後有定，定而後能靜，靜而後能安，安而後能慮，慮而後能得。」呼吸、止靜，然後才有機會開智慧，從前師父就是這樣教我們的。察覺呼吸，吸氣時眼睛向內看，好像看到空氣從下腹、肚臍、腹部、胸腔、頸部一路吸到頭頂；呼氣的時候，耳朵好像聽到體內的風的聲音，徐徐向外吹，一吸一呼通常不用做到十組，我的心緒便能從散亂昏昧，逐漸進入到輕安清明的狀態，如《大學》裡描述的一樣，止、定、靜、安之後，就能思慮、能有所得，止靜之後，無論師父講什麼，我都很容易領會。

生命之風

曾有個原住民媽媽，在人家問到他先生的時候，她回答：「他喲！懶得呼吸，去見上帝了。」懶得吃飯、懶得喝水、懶得運動都暫時與生死無關，還有辦法救，但是走到了懶得呼吸這一步，就算是史上最厲害的藏醫轉世，也束手無策。《密集金剛密續》說明了地、水、火、風是構成物質界的基礎元素，臨終時，人體的地、水、火、風會依序崩壞分解，到風滅、呼吸止息的時候，就走到了壽命的盡頭。《四部醫典》講得更清楚：「地被水溶，失明。水被火焚，失津。火被風滅，體冷。風被空消，無息。」倒過來看，想要預防疾病發生、擁有健康的身心靈，第一步就是照顧好呼吸，讓風元素開放、輕盈地流動著。

從地水火風空各元素來看，人斷食一段時間、三天不喝水、幾小時失去體溫，都暫時死不了人，但風元素可就沒那麼「好說話」。以前我在急診室服務時，人送進來，如果腦部缺氧三到五分鐘，腦神經多半已受損嚴重，幾乎都會變成植物人。氧氣必須透過呼吸，源源不絕地供應到身體每個角落、每個細胞，缺氧的細胞馬上就會死亡，醫生們搶救即將終止的風、氣息，分秒必爭。

呼吸減壓

先想想最近有沒有什麼原因，阻礙了風的運行，像是抽菸、經常暴露在空氣汙染的環境下，或是心裡有什麼過不去的坎兒。沒錯，緊張、恐懼、焦慮等心理壓力，心因性地導致體內風元素的失衡。藏醫概念中，隆（風能量）的失衡，與壓力大很有關係，而人體七萬二千條經脈中，各種能量的流通運行必須倚仗風元素。用西醫的說法，就是壓力會打亂自律神經的節奏。過度的壓力是無形的殺手，在你有意識到它或沒有意識到它的時候，悄悄扼殺你的健康。回想一下，在你特別緊張焦慮的時候，是不是會不自覺憋一下氣，甚至還咬著牙？或是呼吸特別短、特別淺，好像有人掐著你的脖子一樣。

對症下藥，我開的處方是把注意力放回當下的呼吸，而不是把注意力集中在對未來的焦慮或過去的悔恨，讓此時此刻的意念回到吸氣吐氣上，平緩、深入、安詳地讓身體的六十兆個細胞，各個都能獲得充足的氧氣。當呼吸不受拘束的時候，生命也會感受到自由、自在、輕盈、放鬆。換個實際點的講法，深呼吸把氧氣確實運送到大腦裡，大腦有了支援，總是能很有創意地轉化你所面臨的窘境，或是去釐清那些焦慮都是暫時的。它無來由地升起，你可以選擇被它綁架囚禁，困擾好一陣子，或是讓它隨風而去，透過察覺呼吸，把短淺急促的呼吸漸漸導向到平穩順暢的呼吸，不管你身在何處，心情就像是回到家裡那張最能讓你放鬆的沙發上一樣，舒適安穩。

一般精神科醫師遇到恐慌症患者求診，通常會開立血清素藥物，但要等藥物完全發揮作用時間比較長，最快的方式是在情緒即將失控的時候，趕快找個安靜的地方坐穩坐好，開始深呼吸，以腹式呼吸的方式，把氧氣確實傳送到身體每個角落。不出幾分鐘，會有很明顯的放鬆效果。一般人還沒到恐慌症的程度，也可以藉由靜坐搭配腹式呼吸，把斷掉的理智線接回來。

練習腹式呼吸，有個小祕訣能幫助你更快放鬆，回想一下，焦慮、生氣時我們通常會「咬牙切齒」，板著一張臉，這時臉部肌肉是緊繃的，反向思考，有意識地去放鬆臉部線條，也有助於身心靈的放鬆。我常用的作法是，舌尖抵住上顎，上下唇包覆上下排牙齒，嘴角肌肉稍微往上拉提，像是在微笑那樣。以藏醫藥學的角度解釋，這個動作可讓精細身中的生命能量開始流動。而另一個好處是，唾液會自動留向喉嚨，不需要額外做吞嚥口水的動作，比較不會去打擾到身體的安定與放鬆。

安撫風元素

藏醫藥學中的生命能量隆，與風元素相關，導致隆失衡的原因除了心理壓力，還有佛教貪嗔癡三毒中的「貪欲」，特別會影響隆能量的波動。《四部醫典》指出，這個貪，主要是針對房事過多的貪欲而言，其他還有無形的情欲、說話過多、營養太少、飢餓、失眠、空腹過勞、痛哭悲傷等，都會引發各類隆病。

人體與風元素最相應的是肺和呼吸系統，就中醫的角度而言，悲傷的情緒對肺部健康不利，這部分與藏醫看法一致。對某人某事感到悲觀絕望、充滿無力感的時候，肺部最能感受到你的鬱悶，或許會感到胸部悶悶的，想哭，或是不自覺嘆了一口長長的氣。交感神經因心理壓力而占上風時，由它主導的身體，基本上不太做代謝排毒的工作，因而隆能量的失衡、風元素的不調，會使身心有很多毒素無法順利排出去，鬱積久了，就越來越不舒暢。

談到風元素的保養，首先，《四部醫典》提到上述那些會打亂隆能量的事情都應該避免去做。第二招，透過深呼吸、腹式呼吸，把自然界的風引進身體，成為自己的療癒之風。第三招，調整悲傷的情緒，察覺呼吸加靜坐放鬆，觀察情緒來去無常，心無需隨境轉，心有自己可以安住的地方。第四招，乾脆找個地方獨處，適度流些眼淚釋放壓力，把交感神經主導模式切換至副交感神經主導模式。第五招，藉由哈哈大笑舒活肺部，將鬱積之氣通通排出。第六招，用有機白芝麻油按摩全身。西藏《四部醫典》提到，塗油按摩可幫助身體解除疲勞、恢復活力、延緩衰老，尤其芝麻油，能讓生命能量隆恢復穩定。印度阿育吠陀醫學也教人利用芝麻油排毒，安撫受干擾的風元素。

堅實的「地」為人在物質界的生存展現出一股支撐的力量。柔軟的「水」引導著生命的轉變、向善，象徵一股隨遇而安、流動的力量，溫柔收攝並凝聚其他元素。熱情竄動的「火」，點燃膽識與行動、照亮意識、調熟萬物。而無限寬廣的「空」，讓可能性與創意有地方發揮，讓一切好事有機會發生。透過接地、飲食、晒太陽，我們與宇宙間的地、水、火恢復連結，不再疏離，而就在大宇宙的「風」進入到我的身體小宇宙成為呼吸的時刻，大我小我融洽地合為一體，不分彼此你我。專注呼吸、意識到呼吸的美妙，會有種回到家的感覺。

吸氣……吐氣……吸氣……吐氣．野在外頭玩耍的心，回到了身體，在地球上流浪的我，回到了宇宙之母的懷抱，與內在那個完美的自己，或者說是天心、佛性，產生了聯繫。吸氣……吐氣……吸氣……吐氣，外在的地水火風空與內在五元素似乎也就沒什麼必要去分內外了，光靠呼吸就達到天地人合一的境界，無憂無慮、平和淡然、不悲不喜、感覺被愛，也對宇宙間的一切滿懷愛意。

我要我的菩提樹，森林療癒

東西方結合的預防醫學，除了講究透過養成各種利生的好習慣，來幫助維持人體生命能量、身心靈的平衡，醫於未病，在疾病發生前提前做預防，另一個重要的目標，就是希望能縮短實際壽命與「健康預期壽命」之間的距離，達到「健康衰老」的目標。最理想的狀態是一生無病，到離世之前都能悠哉悠哉享受健康人生。不過，不能等老了才想養生，因為有些器官在你還以為自己是壯年的時期，就已經開始進入衰退期，需要你從現在開始關心。

電視新聞播報，有時主角明明才五十、六十歲，記者就稱人家為老嫗、老翁。「唉呀！什麼老翁嘛，我哪有那麼老。」不少人覺得「老」這個字滿刺耳的，不想在公車上被讓坐，於是趕緊去買個染髮霜，把白頭髮處理一下，或是找醫生拉個皮，把皺紋弄少一點。其實現代人若能好好保養，五十、六十歲看起來像三十、四十歲的人還真不少。古早時候六十歲就能過「大壽」，現在日本八十、九十多歲還在工作崗位上的大有人在，如果好好保養，人體的使用年限到百歲絕不是神話。但真正好的保養是從裡到外、每個器官都顧到，而不是只注意皮膚和毛髮。

保養器官

英國《每日郵報》幾年前曾訪問各科別醫生，仔細做了張器官老化時間表，我覺得這個概念很棒，讓大家能有所警覺，及早開始保養身體。表上提到，肌肉三十歲後流失速度大於生長速度、差不多三十五歲後骨質密度開始下降，因此我希望三十歲後「晒太陽顧骨頭」、「做抗阻運動或重量訓練維持肌肉量」，這兩件事你一定要放在心上。

眼睛平均可以撐到約四十歲才老花，不過這是從前的數據，且英國3C產品使用率沒有像臺灣、韓國、日本那麼普遍，就現在的狀況而言，若你常常滑手機、看電腦，卻忽略休息，很有可能提早出現類似老花的情況。護眼的方法很多，像是熱敷並按摩眼周肌肉、適時閉目養神、打桌球保持眼睛肌肉彈性、戴太陽眼鏡避免強光傷害、常看大自然美景等，低頭看書或滑手機，至少每半小時抬頭望向六公尺外的目標。

英國醫師們認為肝臟最耐用，可撐到七十歲才衰退，當然這指的是沒有熬夜太多、喝酒過量的好肝，脂肪肝到重度都還可逆，往下到肝硬化的程度就比較難照顧了。臺灣人多半工時長、應酬多，過勞的狀況比歐洲普遍，保肝還是趁早做，不要等到七十歲再來保養。但保肝還是要按照肝本身的特性來照顧它才好，不要亂吃來路不明的保肝藥、提神飲料，如果吃錯東西，肝、腎都會出問題。肝本身的再生功能很強，靜脈雷射、做日光浴都能幫助細胞再生修復，春季多吃綠色蔬菜也能護肝，吃好食物比吃保健藥安全多了。最重要的是，每晚能有二到四小時的深層睡眠。你只要開始有意識地去關懷各個器官，就會陸續找到各種讓他們開心的好方法。

保養大腦

談到健康衰老，我發現不少人以為要到更年期之後才會開始變老，但其實根據英國人統計的器官老化時間表，最早開始衰老的兩個器官——大腦跟肺——二十歲到達頂峰後就開始衰退。這節主軸依舊要談風元素，剛好與保養這兩個器官很有關係。

人出生時約有一千億個腦細胞，二十歲左右開始衰老，四十歲後每天約有一萬個腦細胞老死。腦細胞不像肝的再生能力這麼強，大腦衰老，記憶力衰退尤其明顯。大學以前背東西很容易，上班以後忘東西特別快，不寫待辦事項不行。許多女性朋友尤其有感覺，「生小孩之後好像腦汁都乾了，什麼都記不起來」。要避免這些情況，最好就是延緩腦細胞衰老。「厚，跟你講個話，讓我死了好多腦細胞。」拜託，以後就算遇到豬隊友，也不要跟他生氣好嗎？生氣最傷腦，人一氣起來還真的會殺死不少腦細胞。別讓腦細胞不開心，睡飽、運動、森呼吸，腦細胞要的其實很簡單，經常有足夠的氧氣供腦細胞使用，他們就不容易離你而去。

保養腦，還可從化解貪嗔癡三毒著手，第一，不要貪心想當超人，別把公事家事都攬到自己身上拚命做，該休息就要休息。第二，慢慢戒掉生氣的壞習慣，別讓生氣所產生的毒素，侵蝕腦細胞。第三，改善癡愚最好的方法就是開智慧，二十歲後大腦記憶力變差是沒辦法的事，但透過學習，動腦、用腦，理解力是可以越來越強的。有智慧的人，有很多紓壓放鬆的方法，當腦波進入α波之後創造力會變強，創造力與理解力都提升了，記憶力不好也就不是什麼大問題。

樹下森呼吸，擺脫昏鈍

像佛陀一樣地呼吸，那是風元素最平衡的最佳狀態。還記得釋迦摩尼是在哪裡悟道成佛的吧？印度菩提伽耶的一棵菩提樹下！牛頓又是在哪裡發現原來我們居住的星球有地心引力？蘋果樹下！不管是菩提樹還是蘋果樹，都是能製造氧氣的好樹，在樹下吸收高濃度的氧有助擺脫昏鈍，保持清明，對大腦、肺部淨化都很好。我知道有個作家，特別喜歡把書桌搬到庭院樹下，因為他發現在樹下寫作，靈感總能源源不絕。

西藏人常常說：「想要悟道啊，在樹下比較容易喔！」自古以來，印度、藏區佛寺裡的學習僧在透過「辯經」釐清佛法、哲學概念的時候，多半是在戶外的樹下進行。有些地方還會打赤腳，這真是一個很完美的學習狀態，一方面頂著太陽，接收火元素讓全身新陳代謝活絡順暢，一方面腳踩實地接地氣，地元素根基穩固，然後又有樹傳送的風能、氧氣來幫助頭腦活化，有了自然能量的加持，辯經總能讓僧侶們收穫良多。

來我診間的人，不管是病人還是追求健康的人，我開的處方箋裡都一定有含有陽光、空氣、水這三樣。陽光跟水之前聊過了，空氣呢，第一是調節呼吸、有意識地深呼吸。第二步，是到森林、公園裡，樹很多的地方，實行「換氣」森呼吸，將自己體內受汙染的風，與自然界的風做交換。換什麼呢？換森林中的芬多精（Phytoncide），芬多精是植物自然產出，用來對抗細菌、黴菌的揮發性物質，不僅保護植物，研究證實，芬多精對人體也有消炎殺菌的效用。芬多精經由肺部、皮膚或腸道進入人體，能改善腦部神經傳遞、穩定情緒、預防肺部疾病等。這也就解釋了為何在樹下辯經、靜坐時，會特別容易開悟。

當我向病人提出去森林裡換氣的要求時，有些人會不情願地說：「哪有這麼好命，工作很忙耶，沒空去啦！」那好吧，直接去森林裡，接受柳杉、樟樹各種老樹的照料最好，但如果真的做不到，至少要在日常活動的室內，擺些綠色植物，像我自己是在診間裡擺了幾盆虎尾蘭外加一個負離子淨化燈泡，有時候也利用木質調精油營造森林氣息。其實不一定要虎尾蘭，下回去逛花市，不妨問一下老闆哪些室內盆栽能製造的氧氣最多、淨化空氣的效果最好！

觀樹

在藏傳佛教中，有各式各樣的樹，菩提樹、無憂樹、檀香樹、龍樹……都是十分吉祥美好的象徵物。其中，菩提樹又被稱為「道樹」，因為釋迦摩尼在此悟道，也有人稱為「馬站樹」，因為馬會被樹吸引，自動來到菩提樹下乘涼，並獲得保護。藏醫藥寶典《四部醫典》以樹的樹根、樹幹、樹枝、葉片圖解人體生理功能與病理變化，並用樹花和果實來做比喻，長壽之花結出無限安樂之果，健康之花結出信仰和財富之果。而在藥師佛的藥王城，更有許多具有療效的神奇之樹，如東方一整片訶子（藏文 A Ru Ra）樹林，樹根能治骨、莖治肌肉、枝治筋脈、皮治皮膚、葉治腑病、花治五官病、果實治臟病。在印度藥草學與藏醫藥學中，訶子能預防和治療多種疾病，被醫生們視為萬藥之王。

去森林或公園找一株跟自己相應的樹吧！你可以用自己喜歡的方式去和它互動，輕鬆站著呼吸氧氣，擁抱樹幹感受生命力，坐著放鬆頭皮、輕輕閉上眼睛、放鬆臉上的線條、放鬆肩頸，把新鮮空氣通通吸進身體，或是在樹下做下一節教的「放鬆瑜伽」都很好。此外，欣賞春天的櫻、秋天的楓，觀察樹的細節，以上種種作法都有助於恢復自律神經平衡與調節情緒。

藥王城的訶子樹，每個部位都有其藥效，而你喜歡的那棵樹，也可以像這樣拆成細節來觀察，利用樹的每個部分，來療癒淨化心靈。例如樹葉，你可以去觀察它「轉化」陽光成為自身養分的能力，去欣賞果實的「飽滿」、「豐盛」，去擁抱樹幹的「沉穩」、「強壯」，去感受樹根穩穩向下扎根，吸收水分和礦物質，隱而不現「默默付出」、「低調卻很重要」的特質，最後去觀察樹與其他生物的互動，或許是樹下的青苔、或許是松鼠、或許是你，如何得到樹的庇蔭關照。就像觀水觀冰一樣，觀樹也能讓我們從大自然中汲取正向、療癒的能量。

風吹天馬，祝福傳送十方

這西藏建築有個特色，不管是傳統民宅還是佛寺，窗戶特別多。漢人居家講風水，風要能流動才好，藏族也是一樣。我們藏族運用外界的風，來調節體內的風，更進一步，還藉由風，驅動「風馬旗」，讓佛法隨風傳送十方，利益一切有情眾生。佛寺裡有風馬、我老家樓上也掛風馬，在河川兩岸、山頭與山頭之間、各種轉角路口，只要是有風的地方，或短或長，都能拉起風馬旗。藏區最美的顏色，就是藍白紅綠黃這隨風飄逸的五色經幡。

風馬到底是做什麼用的？為何藏人這麼愛到處綁風馬？為什麼是馬，不是風豬或風鴨風雞？風馬旗也有人喊它天馬旗。東方駿馬是耐力與速度的完美呈現，傳統上評判是否為駿馬，評的是馬的五官、鬃毛、肌肉、四肢等三十二項指標，正如得道者具備美好的三十二大相，完美優雅的三十二種條件成就一匹完美的駿馬。在汽車、火車發明以前，馬負責山區間的交通、運送生活物資（跟風元素運送氧氣到身體各處的原理相通），對居住在高原的遊牧藏人來說，馬真是太重要啦！與藏文化有關的茶馬古道、賽馬節、風馬旗，都能看出馬在藏族人心目中的地位。五色經幡上通常會有隻天馬，所以才被稱為風馬旗，天馬載運著佛法僧三寶，佛、法、僧意寓「覺、正、淨」——覺而不迷、正而不邪、淨而不染，風吹到哪兒，天馬就把愛與和平帶到哪兒。

風馬旗五色為一組，對應色受想行識五蘊、對應貪嗔癡慢疑五毒、對應地水火風空五元素，對應大日如來、東方不動佛、南方寶生佛、西方阿彌陀佛、北方不空成就佛五佛，以及修持五方佛能得到的法界體性智、大圓鏡智、平等性智、妙觀察智與我成作智等五智。風馬是靠風運行的法器，象徵無畏的信心，除了天馬，上頭還印有經咒和吉祥符號，風吹過一次，等於把上頭的經咒唸了一次，在附近有形無形的眾生，皆因此沐浴於佛法之中，有機緣得五智、滅五毒。掛風馬是種自利利他的好事兒，大家都能受惠，因此在藏區特別盛行。

2-13 無我就無憂 練習放鬆瑜伽

印度、西藏人之所以練習瑜伽，主要是想透過呼吸、靜坐，與各種動作的練習，進行靈性的修持，從看得見的身體下手，來調伏看不見的心靈。以種菜為例，農夫種菜不是去種那株菜本身，而是藉由調節土壤水分、養分，使菜生長。身體的骨肉血脈津液是看得見摸得到的，而生命能量運行的那個精細身是無形的，高明的醫者可以透過望聞問切、尿診等，來診斷精細身的狀況，找出生命能量堵塞的地方。練習瑜伽，也是這樣從有形的身體著手、控制呼吸，讓無形的心靈得到提升。

而靈性的修持，最重要的關鍵字是「平衡」。包含自我身心靈的平衡、大小宇宙身體內外地水火風空五元素的平衡，透過呼吸、靜坐，與各種動作的練習，來消除大我小我之間的界線，達到天人合一的境界。人我之間的界線，藉由靈性的修持被消除後，就無需去分你的、我的。人我無別的時候，比較、抱怨、忌妒都不會產生，而從這些有毒的心緒所衍生出的種種煩惱和憂愁，也就不存在了。

有趣的是，練瑜伽最初的目的在於靈性修持，但當靈性修持到達了心不隨境轉、自在輕安境界，感受到平和、喜悅，執著與自我都被放下時，身體也會得到健康。身體隨著心靈放鬆，展現出更好的彈性，眼耳鼻舌身可以很自在地去接觸自然萬物，做任何事、任何動作都很順利，不容易受傷。

瑜伽不全然都是動態的，不一定非要做很多體位的練習才能叫瑜伽。有時，透過幾個簡單的動作，把呼吸調整好，就能安撫躁動的心靈、放慢節奏、穩定情緒、改善自律神經失調。像前面教過的靜坐方式，也算是瑜伽的一種，屬於靜態的瑜伽。當專注呼吸，把呼吸吐納練習到極致時，心靈可以達到真正的平靜，身體自然也會跟著輕鬆起來，心無罣礙，自律神經平衡，體內的生命能量能流通順暢，讓人體的自癒能力、免疫力，充分發揮作用。

很多瑜伽導師都會告訴學生，練瑜伽重點在練心，而不在於把身體硬拗成什麼「完美」姿勢，如果太執著於動作，心裡就會有壓力、會緊張，呼吸將變得不順，肌肉也會感受到壓力，而跟著緊繃起來，這時候，一個不小心就容易扭到，甚至拉傷。練習瑜伽，不管是陽瑜伽還是陰瑜伽、動瑜伽還是靜瑜伽，都講求心裡清淨、呼吸能夠順心調節。呼吸調節順了，隨著呼吸越來越深、越來越沉穩，你將能感覺到各種感官都變得更加敏銳，把放逸的心溫柔地喚回當下的時空，你將更能察覺宇宙間各種細微、微妙的變化，進而體驗無常，發現各種紛雜的情緒都是來來去去的，各種困局、逆境也都是暫時的，你不再受焦慮纏身、被憤怒綁架、為憂傷囚禁。呼吸調節順了，什麼都會變得順眼，你將獲得恆久的快樂、健康與長壽。

放鬆瑜伽

接下來示範兩套我自創的放鬆瑜伽（Relaxing Yoga），第一套以金剛站姿站著練習，第二套以金剛坐姿坐著進行。每個動作都要做二十一次。「二十一」是個神奇的數字，科學家研究出，若要養成一個習慣，重複二十一次之後就能養成。

一、站著放鬆

以下動作依序放鬆肩、頸，接著扭轉腰椎，強化腰部的支撐力量，最後以深呼吸結尾。早、晚各練習一次，能達到安定神經的效果。上班族久坐，若姿勢不良，肩頸腰肌肉容易僵硬、緊繃，這套站著放鬆的瑜伽，主要是為了經常腰酸背痛、長骨刺、無法熟睡、有偏頭痛困擾的人所設計的，適合居家練習，若有機會到戶外，在樹下、氧氣充足的地方練習，放鬆效果更好。

金剛站姿頭部前後深呼吸（圖6、7、8、9）

1. 雙腳打開與肩同寬，雙手扶著腰部後方的腎俞穴，以「金剛站姿」腳踩穩，宛如樹根一樣向下扎根，並將身體重量均勻散布腳底。膝蓋微彎不鎖死，重心放低，臀部內收。

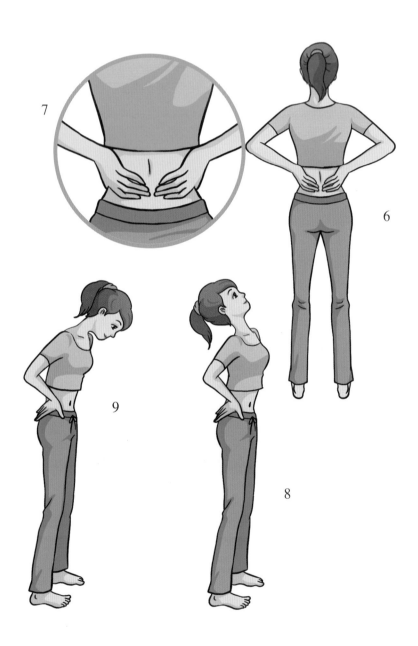

7

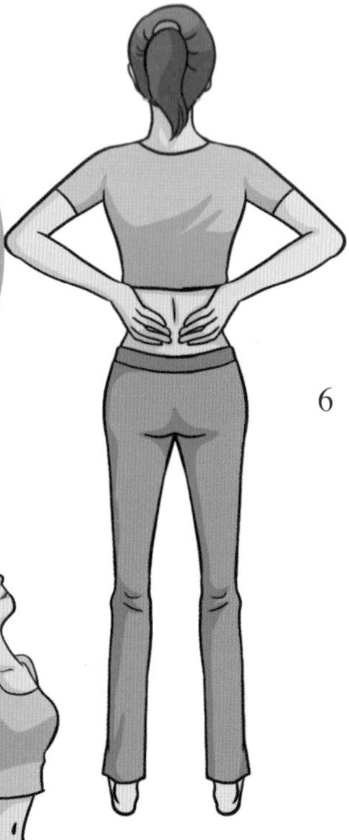

6

9

8

2. 雙眼微閉，頭部向後仰，軀幹與下半身重心維持在中央，不隨頭部往後仰。慢慢吸氣，越慢越深越好，感覺身體隨呼吸慢慢放鬆下來，大肌肉、小肌肉，每條肌肉包含表層、中層、深層肌肉都逐漸放鬆下來。吸氣時，去感覺肚子像是一顆大氣球慢慢往外膨脹、擴張，直到飽滿。

3. 慢慢吐氣，越慢吐越乾淨越好，令下巴盡量貼近身體，此時，軀幹與下半身重心依然維持在中央，不隨頭部向前傾。

頭部往後吸氣、往前吐氣，這兩個動作為一組，連續重複二十一次。

腎俞穴位在腰部第二腰椎棘突下，旁開一・五寸（約兩指寬）的位置。若經常按壓腎俞穴有助於緩解腰部疼痛，並對於腎臟疾病、血壓疾病、耳鳴、頭痛等都有保健效果。雙手扶著腰部後方的腎俞穴站立，這個姿勢即為「金剛站姿」，能讓身體四平八穩，不容易傾倒。

練習金剛站姿還有個小祕訣，就是透過意念把背部兩片倒三角形的肩胛骨

（Scapula）往下放，三角形角尖指向地面，特別可以矯正聳肩的動作，讓肩膀自然放鬆。「金剛」在佛學中是最為堅利、堅固的象徵物，沒有任何東西能破壞它。採取金剛站姿練習深呼吸時，希望你可以像金剛一樣不受外物打擾，專心在呼吸上面，暫時放下一切煩心事，把手機拿遠點、電視關掉，即便還有任何噪音、任何風吹草動，你都不為所動，盡情享受這一小段美妙的放鬆時刻。

金剛站姿頭部左右深呼吸（圖10、11、12）

1. 雙腳打開與肩同寬，雙手扶著腰部後方的腎俞穴，以「金剛站姿」站穩。
2. 雙眼微閉，雙手持續扶著腰部後方的腎俞穴，慢慢吐氣，頭部向左傾，感覺到右頸肌肉伸展開來，但注意不要過度拉扯。軀幹與下半身重心維持在中央，不隨頭而往左邊傾斜。一樣去感受全身肌肉的放鬆。
3. 慢慢吸氣，將頭部回正。
4. 慢慢吐氣，頭部向右傾，感覺到左頸肌肉伸展開來。

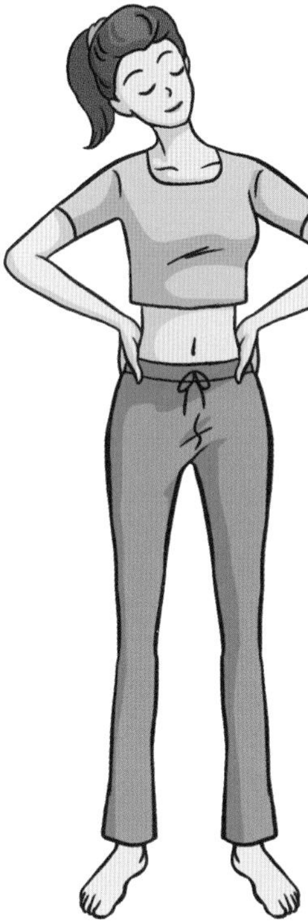

11

10

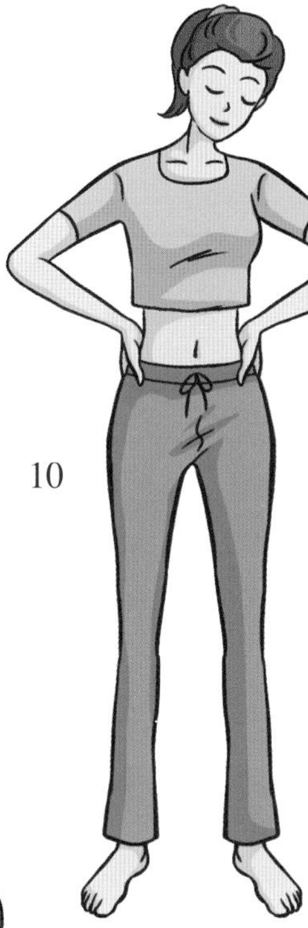

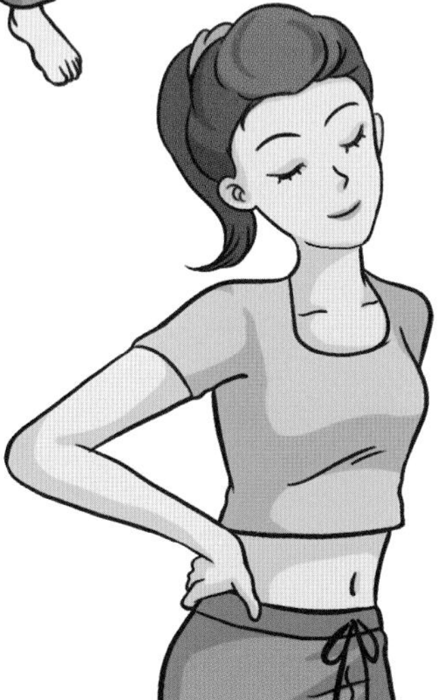

12

5. 慢慢吸氣，將頭部回正。

以上頭部吐氣左傾、吸氣回正、吐氣右傾、吸氣回正，四個動作為一組，連續重複二十一次，呼吸越慢越深越好。

金剛站姿頭部旋轉深呼吸

1. 雙腳打開與肩同寬，雙手扶著腰部後方的腎俞穴，以「金剛站姿」站穩。
2. 雙眼微閉，雙手持續扶著腰部後方的腎俞穴，慢慢吐氣，頭部以順時針方向旋轉。向下旋轉時吐氣，下巴儘量貼近身體，去感覺後頸與側頸肌肉的伸展。向上旋轉時吸氣，感覺到胸腔、腹腔的擴張。轉動時，只有頭部轉動，身體不要跟著轉。順時針轉二十一次。
3. 接著逆時針轉二十一次，一樣向下轉時吐氣，向上轉時吸氣。

做頭部前後、左右、旋轉深呼吸時，打哈欠屬正常現象，代表身體正在排廢氣，打哈欠時會有大量氧氣送到大腦，全身神經、肌肉也會隨之舒服地放鬆。做這套放鬆瑜伽，做到一半打哈欠不必緊張，打完哈欠再繼續把二十一組做完即可。

■金剛站姿腰部前後深呼吸（圖13、14）

1. 雙腳打開與肩同寬，雙手扶著腰部後方的腎俞穴，以「金剛站姿」站穩。
2. 雙眼微閉，雙手持續扶著腰部後方的腎俞穴，慢慢吐氣，上半身往前下壓。注

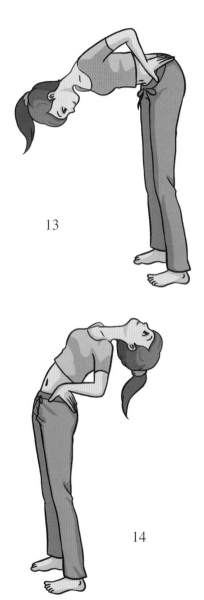

13

14

意背部打直，不駝背不聳肩。往前下壓時會同時感覺到大腿後側肌肉的伸展。

3. 慢慢吸氣，將骨盆回正，臀部內收，接著往後仰，雙手持續扶著腰部後方的腎俞穴沒有離開。後仰時會同時感覺到腹部肌肉的伸展。

往前下壓、後仰兩個動作為一組，連續重複二十一次。

金剛站姿腰部扭轉深呼吸（圖15、16、17）

1. 雙腳打開與肩同寬，雙手扶著腰部後方的腎俞穴，以「金剛站姿」站穩。
2. 左腳向左轉九十度，慢慢吐氣，腰部慢慢往左後方轉動，慢慢扭轉脊椎，眼睛盡量向左後方看。
3. 慢慢吸氣回正，軀幹與下半身重心維持在中央。
4. 右腳向右轉九十度，慢慢吐氣，腰部慢慢往右後方轉動，慢慢扭轉脊椎，眼睛盡量向右後方看。
5. 慢慢吸氣回正，軀幹與下半身重心維持在中央。

15

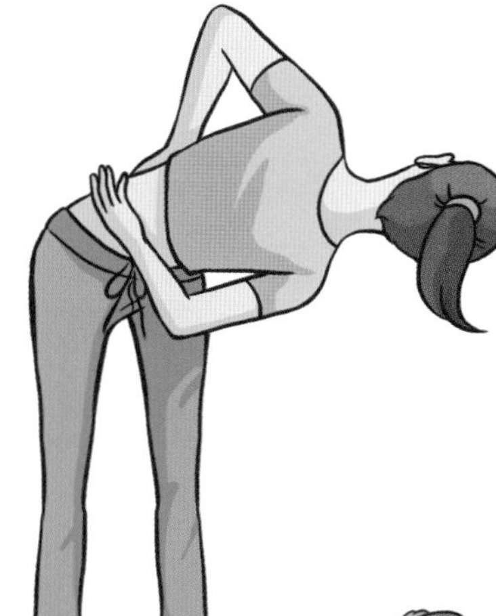

16

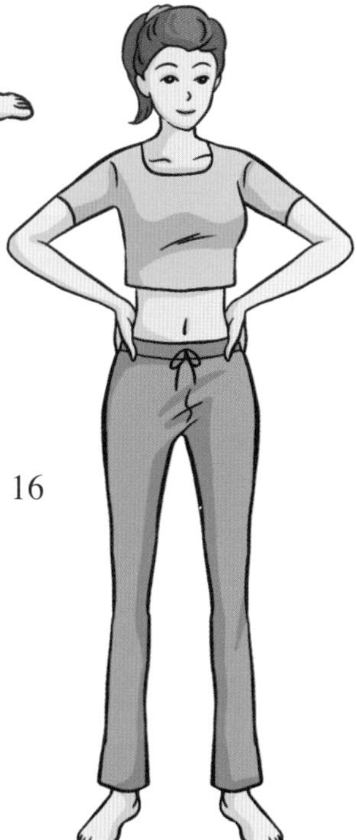

17

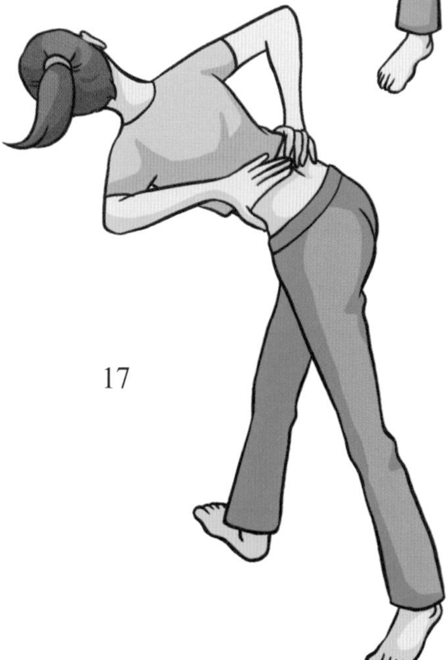

以上身體向左吐氣、回正吸氣、向右吐氣、回正吸氣，四個動作為一組，連續重複二十一次。

呼吸跟動作越慢越好。無論是做瑜伽、皮拉提斯（Pilates）或是抗阻訓練，動作越慢越能訓練到肌肉。你別笑樹懶每秒最快也就移動那幾公分而已，若非擁有超強的肌力，樹懶不可能把動作做得那麼慢，就算是金牌體操選手，要他們用如此慢速模擬樹懶的動作，時間一久，恐怕核心肌群也會抖到不行吧！肩頸動作重點在放鬆，腰部的動作重點在強化支撐力。

■站姿放鬆深呼吸（圖18、19）

1. 雙腳打開與肩同寬，肩胛骨往下放，三角形角尖指向地面，放鬆全身。
2. 雙手交叉十指相扣，慢慢吸氣，直到胸腔、腹腔像顆飽滿的氣球。
3. 慢慢吐氣，將雙手向上伸展，想像自己的軀幹像樹幹穩健，上肢像是想要接觸陽光的樹枝一樣不斷向上延伸。掌心朝上，手臂伸直貼近耳朵。此時雙腳繼續踩穩，感受到腹肌、背肌的舒展。

4. 慢慢吸氣，十指放開，雙手向外延伸，畫一個大圓。雙手自然垂下，全身放鬆。

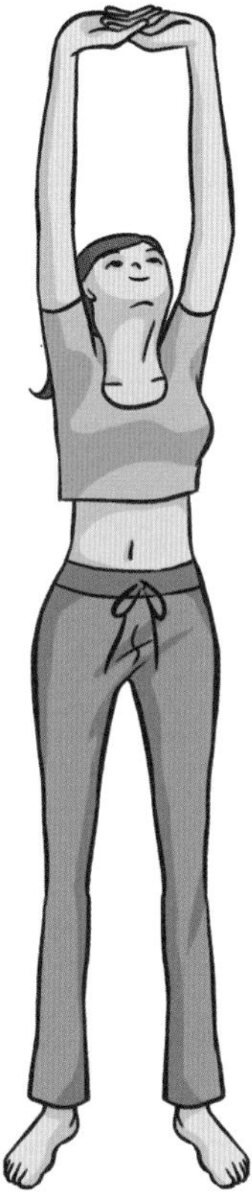

18

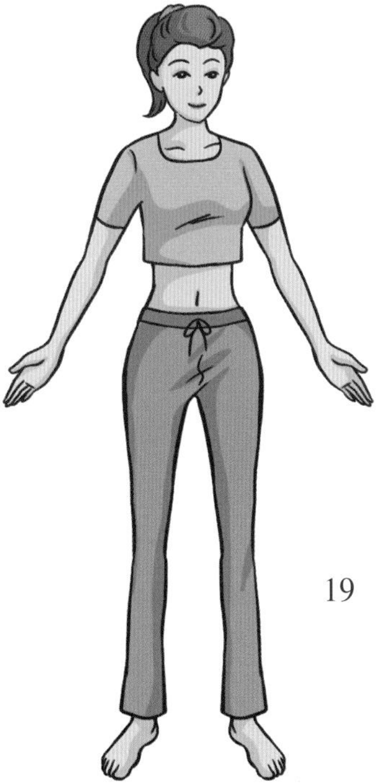

19

以上吸氣、吐氣雙手向上、吸氣畫圓，連續重複二十一次，期間保持呼吸均勻。

二、坐著放鬆

金剛坐姿屏息練習（圖20）

1. 雙腿盤坐，採「金剛坐姿」。
2. 慢慢用鼻子吸氣，數息，慢慢練習至多能至一百零八下。胸腔、腹腔像顆飽滿的氣球。
3. 吸到最飽後，屏息，盡量延長時間，也可搭配數息。
4. 直到憋不住時，用鼻子快速把氣呼出來。

以上動作連續重複二十一次。

雙腿盤坐，雙眼張開，下巴微微內收，雙手輕握空拳，肩部放鬆，雙手自然下垂，雙拳輕輕抵住鼠蹊部，這個姿勢就是「金剛坐姿」。採取金剛坐姿時，穩如磐石，且脊椎會自然挺直，體態美好，不會駝背、歪斜或聳肩。金剛坐姿屏息練習主要功用在於提升肺活量，經常訓練，有助於改善鼻竇炎與呼吸不順等症狀。

金剛坐姿黑蜂鳴安定神經練習

1. 雙腿盤坐，採「金剛坐姿」。
2. 嘴巴輕輕閉上，上下兩排牙齒微微分開，舌頭放鬆。雙眼微閉。
3. 從鼻子慢慢吸一大口氣到腹部。
4. 慢慢地，用鼻子發出連貫的「Hmmmm」嗡嗡聲，感覺到腦部、頭殼內、口腔、胸腔的共鳴和微微的震動。身體裡的空氣隨著嗡嗡聲從鼻子慢慢排出。吸氣、發出嗡嗡聲吐氣這兩個動作為一組，連續重複二十一次。

盤坐黑蜂鳴助眠練習（圖21、22）

1. 雙腿盤坐，保持身體穩定，雙眼微閉。

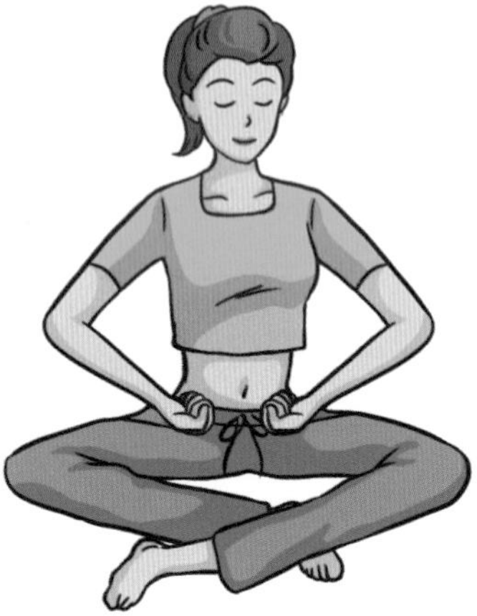

21

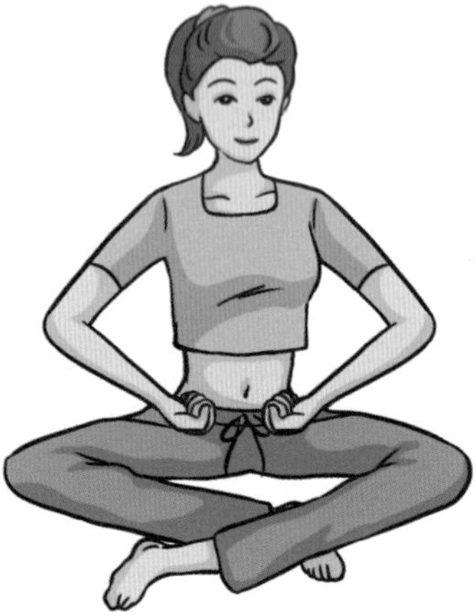

20

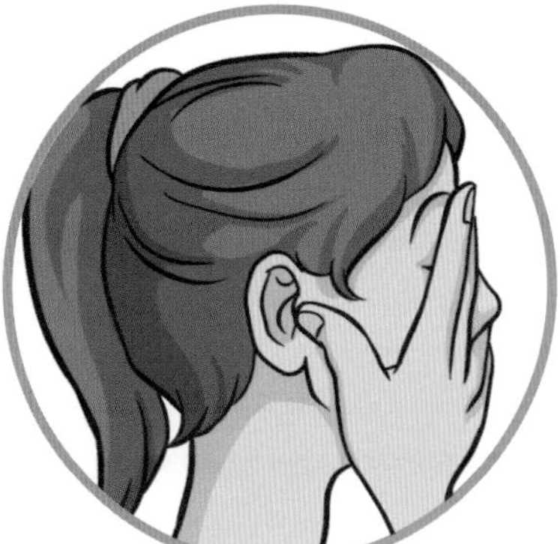

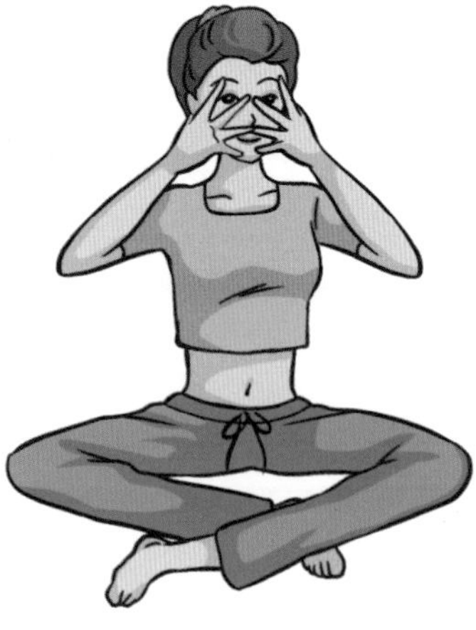

22

2. 以雙手覆蓋五官，食指放在額頭、中指遮住眼睛、無名指遮住鼻孔、小指放在下巴附近、大拇指輕壓耳屏。
3. 嘴巴輕輕閉上，上下兩排牙齒微微分開，舌頭放鬆。
4. 從鼻子快速吸一大口氣到腹部。
5. 屏息，用鼻子發出連貫的「Hmmmmm」嗡嗡聲，感覺到腦部、頭殼內、口腔、胸腔的共鳴和微微的震動。
6. 直到憋不住時，用鼻子快速把氣吐出來。

吸氣、屏息發出嗡嗡聲、吐氣，這三個動作為一組，連續重複二十一次。

摀住耳朵的好處是，能更專注在「Hmmmmm」嗡嗡聲上，能更清楚感覺到共鳴。前幾次練習時可以觀想胸口有一隻可愛的小蜜蜂在幫助你發聲，請盡量維持嗡嗡聲的穩定、深長與厚度。經常練習，不但能助眠，也有助於緩解焦慮，安撫緊張、不安的情緒。

愛上變化，再不怕變得更好

古典物理學認為物質是客觀的存在，多重、幾公分長、硬度，都是可以被測量的，且不管有沒有人去量測、觀察它，它就是以它固有的樣態存在，而物質的「動量」（物質的質量乘以它的速度），可以用數學公式推算出來。但在微觀的世界裡，研究量子力學的物理學家們，發現所有粒子在被量測、觀察前，樣態、動量皆充滿各種可能性的，粒子以機率的方式存在著不確定的狀態，正向自旋或反向自旋，甚至會在哪個位置都不一定，只有在被量測、觀察後，才會呈現出某一種事實，在我們觀察它的那一刻才會決定。

也就是說，我們的觀察、我們的意識決定了粒子的動態。著名的海森堡的「不確定性原理」

（Uncertainty Principle），或被稱為「測不準原理」，描述的就是粒子這種不乖、叛逆、頑皮、顛覆世人想像的個性，這樣的叛逆讓沉浸在古典物理學的老前輩們崩潰了好幾次。每次有新實驗結果支持「測不準原理」，老先生們就崩潰一次。打個比方，就好像你媽認為你年紀不小該結婚了，安排了個人讓你去相親，你想說該來的總是逃不掉，打算硬著頭皮去了，卻連這人是男是女、位置在哪裡、接下來要往哪裡移動都不知道，這能不讓人崩潰嗎？

世界的幻相

物理學史上頗為出名的「雙縫實驗」（Double Slit Experiment），證實了粒子果真很令人崩潰，物質（粒子）在被量測觀察後，才從能量（波動）中凝聚成有本體的物質（粒子）。實驗把光線射向一張有兩道狹縫的紙卡，穿過狹縫的光線會在屏幕上形成幾條明暗相間的斑馬條紋圖案，如水波一般的干涉條紋，而非像古典物理學認為的，屏幕上應該只會出現雙峰分布。但若在紙板前設置一個觀測之眼，來觀察光線行進的路徑，光的粒子就像知道有人在觀察它一樣，在屏幕上出現人們原本期待它出現的雙峰分布。我第一次接觸到這個實驗時，驚訝得下巴都忘了要合起來，倒不是因為它的實驗結果令我感到詫異，而是我小時候在佛經裡讀過這故事，沒想到量子力學竟能用實驗說明了它。

如果觀察者不存在，那麼這個世界的所有堅實的物質、我們以為摸得到拿得起的物質是否也不存在？觀察者若不存在，世界將以一種不可測的方式存著著？我們日常所看見的桌子椅子杯子，難道都如《金剛經》所說「一切有為法，如夢幻泡影，如露亦如電，應作如是觀」？我認為是的！量子物理學者用實驗證實了「空」，證實了物質「以一種機率的方式存在著不確定的狀態」。「僅僅透過觀察，便會改變粒子的狀態」，愛因斯坦對這個實驗結論感到厭惡，並說了一句叛逆的話，後來成了編輯們下標的金句：「如果我們不看月亮，難道月亮它就不存在嗎？」精通量子力學的波爾回嘴：「是這樣沒錯啊，難道你能證明，沒人看月亮的時候，月亮就一直杵在那嗎？」

我認為，不管是透過實驗還是哲學思辨來體悟「空性」，這是能否理解宇宙萬事萬物與各種現象的重要關鍵。《心經》中這段話：「色不異空，空不異色，色即是空，空即是色。」尤其耐人尋味。眼睛看到的不一定是真的，而眼睛看不到的不一定不存在。狗的視界能看到的是藍黃灰三種顏色，我們眼中的綠色草原，在牠們看來宛如雪景白茫茫一片。我們透過一層透明馬賽克看出去，大約是蒼蠅眼中的世界，不過蒼蠅複眼對時間的解析度比人更好，牠們每秒可看到三百道閃光（人類頂多五十道），所以牠們飛行的速度可以很快，我們正常速度的動作，對牠來說都像慢動作，因此蒼蠅要躲過你的蒼蠅拍，其實還滿容易的。

有個成語叫作「眼見為憑」，但其實眼睛看到的也不一定就是真的，綠色草原對我們來說是真的，但白色雪地一般的草原對狗來說才是真的，仔細想想，我們原本以為是「真的」的那些物質，卻會隨著觀察者（狗或人或其他生物）而改變樣貌，綠色草原其實是幻相性的存在，它不見得永遠都是綠色的。而眼睛看不到的不一定不存在，我們以前看不見電磁波和地心引力，以為這些都是沒有的東西，但現在透過儀器實驗，大家都知道電磁波跟地心引力怎麼運作。人看不見「生命能量」，看不見

「隆、赤巴、培根」，看不見「氣」，看不見「普納拉」，但藏醫、中醫與研究阿育吠陀醫學的修行者，都知道怎麼利用這些能量來維持健康，對他們來說，宇宙間的的確確存在著眼睛看不到的生命能量。在中醫與藏醫眼裡，他們似乎還真能「看見」身體上的各個穴位、各條經絡，並精準地執行針灸、艾灸、放血等各項調理工作。

被翻譯成兩百五十多種語言的法國童話《小王子》，裡頭有許多值得反覆咀嚼的金句，我很喜歡故事中狐狸說的一句話：「只有用心，才能見到真正重要的東西，用眼睛是看不到的。」如果要理解經脈穴位、理解醫學裡的「精細身」、理解實相、理解宇宙萬事萬物與各種現象，或許都不是用眼睛來看，而要用心來看。「世界的存在，是幻相性的存在。」從前在佛寺裡和其他人辯經的時候，常常會討論這個問題，物理學家們的鬥嘴，讓我回想起了小時候那段學佛、學著認識世界、學著思辨與獨立思考的美好時光。

空元素

火地水風空五元素的活動，以空為起點。空讓一切活動有可能發生，空讓其他元素有機會作用、產生各種變化，空讓人能移動、學習和成長，成就更好的自己。空在中國道家的語言中，稱為「太初」，意指一種無形無質、無有無名的宇宙原始狀態。太初是「一」的起源，有一才能有二，有二才能生三，有三之後才能生成萬事萬物。東方哲學家、宗教家們認為空很重要，花了很多心力來解釋空。在研究佛學的過程中，修行者若能了悟空性，便可輕輕放下種種不利生的執著。了悟空性有許多方法，其中我認為對我很有啟發的是宗喀巴大師的《菩提道次第廣論》與龍樹菩薩的《中論》。「不生亦不滅，不常亦不斷，不一亦不異，不來亦不出。」龍樹菩薩以美麗的偈頌，幫助我們看清宇宙萬物的真實面貌。

再來看看西方怎麼說，宇宙中的萬物，包括人，皆由原子（Atom）組成。希臘哲學家亞里士多德曾提到，原子們在虛空（Empty）中聚散，形成這世界上的各種物質。若沒有空、空間，原子便失去聚散的可能。縮小來看原子本身，它九九・九％的重量集中在中央的原子核，原子核外頭圍繞著電子，透過現代科學儀器觀察，原子只有二％的顆粒物質，其餘九八％皆為空。放大來看，由原子聚簇（Cluster）而形成的人體，內外皆擁有很大的空間，有空間，才讓一切活動有可能發生。

我們以為杯子摸得到、摔得破，是一個真實存在的物質，但物理學家已知道，杯子由原子組成，原子由原子核和電子組成，原子核又由質子和中子組成，質子和中子是由夸克組成的，繼續細分下去是微子、虛粒子，分析到最後，只剩下沒有實體的量子場。能量足夠時，粒子聚合就成為物質，能量不夠時，粒子分散在虛空中，我們就什麼也看不到、摸不到。而佛經上稱物質色法最後不可再拆解的最小單位為「極微」（Particle），或翻譯為「極微塵」、「極細塵」，並指出極微可以消失在虛空之中。佛學與量子力學在這個觀點上，使用了不同的語言描述同樣的宇宙規則。

瞭解空，放下執念

佛教裡的空不是說不存在，或「沒有」的意思，而是相對性的存在，而非按照人的執念的存在。現在假設你眼前有個綠色的陶瓷杯，中文杯子，我說「杯子」，中國人知道它是杯子，跟英國人說杯子，對他們沒有意義，要說「Cup」，怎麼命名，你怎麼認知、我怎麼認知都不一樣，明明是同一個杯子，但不同國家叫法卻不一樣。名字是人取的，名子不是物件本身。命名、顏色、材質都是杯子的一部分，我們聽到的是杯子的命名，看到的是杯子的顏色、材質，但綠色不是杯子本身、陶瓷也不是杯子本身，綠色、陶瓷和「杯子」這個名稱，都只是杯子的一部分。

杯子這物品是相對性的存在，人會產生執著，是誤以為杯子是絕對性的存在。當所有概念一個一個分開，人會悟到無常，對萬事萬物和自己都不會有那麼大的執念，明白萬事萬物都是相對性的存在。

今天我買了一個名牌包，執著在那是我的包，那是一個愛馬仕，包被偷了或被咖啡潑髒了，我就會很生氣、很傷心，這就是因為執著而產生的貪嗔癡。人擺脫不了貪嗔癡就會感到痛苦，貪嗔癡是痛苦的根源。再用同樣的包來舉例，如果拿一個愛馬仕給嬰兒看，嬰兒可能會覺得它跟其他的包沒什麼兩樣，也許還壓根不知道什麼是皮包，嬰兒對品牌沒有執著貪戀，對皮包更沒有執著貪戀，今天就算這個包在他面前被燒掉，他也不會覺得心痛或捨不得，說不定看到火光亮亮的，還會覺得好玩呢！

現在，試著練習用嬰兒的眼睛來看外界一切物質，我們暫時不去分析是好的還是不好、是美的還是醜，雖然看見了，但像嬰兒一樣不帶有任何批判，也許可以更接近真相，破除對現象的愛憎執著。所有事物沒有好壞美醜之分，所有事物是不好不壞，不美不醜的存在。這樣，我們就能從非黑即白的二元對立思考中跳脫出來，為我們的心靈爭取到很大的空間。

拆解山川，了悟實相

身體透過按摩放鬆，可改善肌肉僵硬。來幫大腦做個思辨的SPA，就像幫腦細胞按摩一樣，讓大腦不至於變成僵化的「死腦筋」，腦細胞喜歡想東想西，你越用它，它就越好用。

觀想一下山川，「靜止的山，流動的川」看上去好像是這個樣子，但我們來拆解山，首先你會發現山不是靜止的，拉長時間來看，或許因為板塊擠壓，山其實正不斷長高，就像臺灣位於歐亞大陸板塊與菲律賓海板塊交界處，一直向上抬升；或許山正不斷「縮水」，因為有的地方沖刷、風化、侵蝕作用旺盛。看看這世界上很多古老的山，山勢都沒那麼陡峭了呢！山真的沒在動嗎？「不動如山」或許只是我們對山的一個想像。物理學把物質切割到最小時，不管是杯子還是山，微小的粒子以每秒七百三十公里以上的高速在旋轉著。拉長時間、從微觀的角度來看，山一直都在處於一種無常狀態，時刻變化著。

我們都知道河川往低處流向大海，但如果你用空拍機來拍，也許只能看到像條藍色絲帶的河川，眼睛看起來是靜止的絲帶。我們心裡知道它是在流動的河川，或者我們透過調整相機快門速度，同一條河，可以拍出凍結的水滴或川流軌跡等不同的效果，水真的一直都在動嗎？又或者「川流不息」也只是我們對川的一個想像。

第一步，我看到「靜止的山、流動的川」；第二步，我看到「不靜止的山、不流動的川」；第三步，我看到「非靜非動的山、非動非靜的川」。中國哲學有「靜極思動」、「陰盡生陽」的說法，其實動靜、陰陽都不是全然對立的存在，而是動中有靜、靜中有動、陰中有陽、陽中有陰，所以它們之間才能消長、轉換，進而衍生出多變迷人的種種世間幻相。當我們固著在某個僵化的觀念時，會無法用心去看見事物的真相，痛苦煩惱就會升起，連帶也可能讓他人跟著痛苦、煩惱。人世間最難解的問題就是這樣的執著。

我有個女性朋友，交了一個很出色的木工男友，帶他回家見父母時，卻頻頻被打槍。友人父母書讀得多、事業又成功，因此有「唯有讀書高」的想法，沒有觀察到現在書讀得高的人多，鑽研技術的人少，擁有獨門技術比會寫論文吃香。友人父母捨不得女兒過苦日子，以為讓她複製自己的成功經驗比較保險，殊不知，每個時代、每個人的成功方式都無法完全一樣，幸福沒有一套適合所有人的SOP。世道變化速度越來越快，固執僵化只會讓自己過得很辛苦。透過瞭解空元素，放鬆心靈，悟出「無我」、「無相」、「無常」，你能爭取到空間，能順應種種變化與時俱進，將會得到永久的輕鬆快樂。

還器官清淨 運用空間自療

「空」是萬事萬物生成的要件，一棵樹要有空間才長得起來，細胞分裂、重組、自噬、再生，都需要空間。佛學談空性，希望可以去除人的貪嗔癡、去除我執，淨化心靈；身為西醫的我也談空，談淨化身體，像是請我的病人戒菸，避免肺部受汙染。透過養成良好的喝水習慣、斷食等方法，解決腸胃道便祕問題，腸道空間長久被宿便霸占，人的臉色就難看。若把重金屬複合物、蔬果上的農藥殘留、壞蛋固醇、過多的三酸甘油脂通通留在血液裡，不但心血管疾病會一一找上門，人的免疫力也會每況愈下。去除血管中的老廢物質，保護血管，維持身體循環暢通等，都是在維護「空」。「空」顧好了，身體就能恢復正常機轉。

支氣管樹

以肺為例，老愛往肺裡堆雜物，不只呼吸受影響，血壓、脈搏與身體循環都會出狀況。小嬰兒肺裡的支氣管樹，天生是漂亮乾淨的粉嫩紅色，隨年齡增長，空氣中的塵埃與有害微塵在肺部沉積，使肺的顏色不再那麼粉嫩。若再加上抽菸習慣，難以排出的六十多種致癌化學物質，堆積在支氣管中，更會使肺部逐漸轉灰、轉黑。

大自然的樹木蘊藏著難以估算的生命能量，與地球同生同死，而人體肺裡的支氣管樹也是關乎生存的生命之樹，它與體內風元素的運行有關。藏醫藥學中，「隆」導引呼吸，並維持另外兩股生命能量赤巴和培根的平衡。支氣管樹不健全，隆能量的實力就無法完全發揮，不光影響呼吸，血液循環系統的表現也會不如預期。在人體初始設定、健康無病的狀況下，體內的風、隆能量，能運行於精細身中的七萬二千條能量管道中，當它受到阻礙，無法暢行無阻時，各種疾病就會一一浮現，來提醒你該清理身心，移除障礙物。

森林大面積消失，水土失衡、氣候變異、物種多樣性減少……傷害自然界的樹，種種不利生的狀況顯而易見。但人的眼睛習慣往外看，很少向內看自己。人體裡的生命之樹——支氣管樹，一樣需要被關注。支氣管樹剛長成的時候如此美好，許多人誤以為它永遠青春無敵，所以疏於保養，甚至不斷往裡頭囤積致癌物。持續輕賤身體裡的這棵生命之樹，影響呼吸，使得氣很難在身體裡從容流轉，人的氣數也會漸漸走下坡。

西方醫界研究發現，肺癌與慢性阻塞型肺病是造成吸菸者死亡的主因。幸好身體有修復機制，肺部的絨毛、纖毛都是可以再生的，戒菸使纖毛恢復健康，衰敗受損與死亡的細胞就能順利代謝掉，肺功能會隨著纖毛再生，逐漸恢復原有的功能。美國人追蹤戒菸者的健康狀況，戒菸十年後，這些戒菸的人罹患肺癌的機率只有持續吸菸者的一半。

持續抽菸，等同不斷自廢武功，讓支氣管樹逐漸喪失功能。需要戒菸這件事很多人知道，但很難做到。要改變一個習慣，從多方面下手，勝算比較大。菸讓人上癮的成分主要是尼古丁，它帶給人那種精神一振、放鬆、愉快的感覺，非常吸引人。所幸，我們要戒掉的是尼古丁，而不是戒掉精神一振、放鬆和那愉快的感覺。想想什麼事能為你帶來這種美好的感覺。我推薦「運動」和「靜坐」。

運動到能產生腦內啡的程度，能做到這樣，尼古丁對你來說即變成可有可無的存在。而靜坐所帶來的舒適愉悅感更不輸尼古丁，越是練習，你會發現，根本不用花錢買菸嘛，找個地方坐一會兒，照樣能讓人精神一振、放鬆、愉快。歐美人士現在已有不少人透過禪定靜坐與呼吸練習，成功擺脫束縛他們的各種癮，包括毒癮、菸癮、酒癮等。追蹤這些上癮者的後續健康，學者們發現，比起傳統療程，禪定靜坐從心下手，從根本斷除心理依賴，戒癮效果顯著，更能有效預防各種癮頭復發。

擺脫尼古丁的綁架後，再來想想香菸讓你著迷的原因還有什麼？香菸內含四千多種化學物質，味道相當豐富，要找到像它風味如此「精采」的單一食物，還真不簡單。不過，要知道，我們需要戒掉的不是味覺、嗅覺上的精采，而是香菸裡的六十多種致癌物。這部分，我推薦「自己泡的好茶」和「松露」。臺灣茶種類多，越泡越有趣，越喝越有味道。你可以起個炭爐、用鐵壺煮山泉水，用不同的溫度泡泡看。喝膩了一般茶，可換成有機茶，或是找野茶來喝，品味一杯茶的方式絕對比抽一根菸還豐富。只要不怕麻煩，開始享受喝茶的樂趣，你會發現抽不抽菸已經無所謂了。至於松露，它麝香般的馥郁香氣也很豐富多元，松露歐姆蛋、松露鵝肝、松露與大蒜、松露與軟質乳酪，搭配其他食材更是美妙絕倫，充滿食趣。愛松露這一味的人甚至誇張地形容，食用松露「比吸食大麻更有快感」。

事實上，吸菸會影響味覺、嗅覺的敏感度，降低食欲，使味蕾退化，戒菸之後，感官恢復正常、消化代謝恢復正常，人就更有盡情享受味覺與嗅覺上精采的本錢。在戒斷時期，不妨慢慢改用多種真食物的美好滋味，來取代對香菸味道的依賴。像是加了日本松茸的菇蕈雜炊，或是到雲南當地品嘗松茸，切薄片稍微涮一下，那股新鮮的清雅，讓齒頰都留香。

血液

講完了肺的淨空，接著談血液。人在江湖走跳，抽菸喝酒吃好料熬夜拚事業，經常會「弄髒」血液。為維護血管的「空」，得先把垃圾清運乾淨，如同洗澡一般，血液也能進行清潔。我的醫學診所從德國引進智能血液淨化技術，將人體中的血液抽出，透過離心力，把血中的膽固醇、三酸甘油脂、尿酸等毒素與老廢細胞丟掉，再將淨化過的血液輸回體內。透過洗血，降低膽固醇、降低血液黏稠度、改善血管彈性、清除血管發炎分子與凝集分子、致癌自由基與代謝毒物，在癌症、中風、高血脂、高血壓、動脈硬化、心肌梗塞等疾病發生之前，提前預防。洗血的益處還包括防癌、延緩衰老、促進血液循環與新陳代謝、促進免疫細胞增殖因子旺盛作用、改善頸部僵硬及手腳麻等循環不良症候群、提升睡眠品質等。

「空」是一切活動的基礎條件，失去「空」，人也將失去健康。舉例來說，布滿全身的大小血管如同城市裡的交通系統，確保血液垃圾被清除，令血管裡的空間通暢，運載免疫力的血球便能輕鬆穿梭於大街小巷，到達身體各個角落。免疫力不塞車，健康自然不會亮紅燈。再舉例，腦袋瓜附近的血管塞車，宅配營養與氧氣的血球到不了目的地，有可能造成讓腦細胞缺氧，若缺氧缺得太嚴重，使腦細胞受損，最糟糕的狀況就是變成植物人。

腸胃道

人體初始設計正如同完美的宇宙一樣完美，若記得留給器官一個空間，那就是個自癒力可以運作的空間。佛教裡的過午不食、八關齋戒、持不非時食戒，使腸胃道有空間喘息，都是對健康非常有益的作法。幾年前英國人提出的器官衰老時間表，曾嚇壞一票人，很多人誤以為所有細胞都會隨著年歲衰老凋零、一去不復返，這個觀念不完全正確，事實上，許多器官細胞再生的功能是很強大的。若能確保「再生」順利進行，健康衰老、一生無病不是夢想。

二〇一六諾貝爾生醫獎由研究「細胞自噬」（Autophagy）機制的日本教授大隅良典單獨獲得。教授證實人體的細胞自噬機制若受到擾亂，關係到罹患巴金森氏症、第二型糖尿病、癌症、基因疾病等，而許多因老化所產生的生理功能失調也許細胞自噬功能不健全有關。我在幾年前曾提出細胞會重新再生啟動的論點，與大隅良典的發現不謀而合。所謂細胞自噬機制，指的是老化的細胞會自我分解、自我回收。

Auto是自動，Phagy意指吞噬，細胞自噬簡單說就是老舊細胞會自己吃掉自己。在健康的人身上，細胞自噬能順利進行，老舊細胞自己吃掉自己後，還能將資源回收再利用，成為組成新細胞的原料。當人體面臨外在環境壓力、處於營養缺乏的狀態時，能夠回收再利用這個機制，更顯得彌足珍貴。

此外，細胞自噬也與對抗外來細菌和病毒有關，自噬作用還能清除人體內有害的蛋白質和胞器[3]，並控管老化所造成的傷害，我們可以把它視為一種維持細胞健康品質的品管機制。我在本書中一再強調恢復自律神經平衡的重要，即是因為交感神經、副交感神經若交接不順，不但直接影響到全身器官的作息，連如此重要的細胞自噬作用都會受干擾，細胞難再生、免疫力低下、人就老得快且容易生病，細胞自噬作用受干擾，罹癌的風險也會大大增加。

我推廣斷食療法多年，讓患者在一段短時間內，不吃任何固體食物，為消化系統爭取足夠的休息與修復時間。在停止進食的空檔，有些壞的細胞會自己被自己處理掉，再生出新的健康細胞。適當的斷食等同於自我清潔，目的在於將體內累積的廢物排出，使受損的器官和細胞有空間修復，使身體得到充分休養、回復到人體初始設定，回復正常機轉。大部分健康問題都可以透過斷食療法得到緩解。

斷食療法

- 第一天、第二天：整日禁食，僅喝三千CC水。若飢餓難耐，可將一大匙（十五CC）蜂蜜調入五百CC溫水中飲用。
- 第三天到第七天：早、晚餐禁食，只喝水。中餐吃水果和調味清淡的蔬菜。
- 第八天：早、午、晚三餐恢復進食，以清淡、少量為原則。

斷食期間建議經常至戶外接觸大自然，接地氣、晒太陽、散步，轉移對飢餓感的

註3：胞器也被稱為「細胞器」，是細胞的器官，也就是細胞質中具有一定結構和功能的微結構。各種胞器合作互助，人體複雜的生理現象才得以維持正常。舉例來說，負責釋出能量的粒線體、具有保護作用的細胞膜，肩負協調與繁殖任務的細胞核等，都是胞器。

注意力。並以靜坐、呼吸練習、放鬆瑜伽為輔助。我建議大家每一、兩個月可實施一次斷食，腸胃有狀況的人也可以做。根據我的臨床經驗，不少長期腸胃不適的患者，在實施斷食療法後，胃痛、胃酸過多的狀況都得到改善。透過斷食，你將獲得以下種種益處，包括：消耗過剩營養、減輕過重的體重、清除體內毒素、延緩衰老、降低血壓、改善腸胃不適、提高免疫力、消除緊張壓力、改善膚質、預防癌症等。需注意，若自身有血糖調節問題，建議先詢問專業醫生後，再決定是否適合進行斷食療法。

極簡留白，回溯幸福的源頭

一幅出色的國畫往往有大面積的「留白」，高明的藝術家不會把自己覺得美的事物，一股腦塞給你，他們會去蕪存菁，畫面上只留下真正的好東西，用引導的方式留下大片空白，保留想像空間，讓你的美學細胞也能參與這項美的創作。

「空」，讓一切活動與變化有可能發生。每分每秒每個瞬間，頭髮變長、腦袋轉為清明，而我的身體、情緒、心性都在不斷改變。就像前面提到的那個綠色陶瓷杯一樣，也許下一秒鐘就被打破，沒有永恆的杯子、沒有永恆的我，我沒有自性，我無法獨立存在，我是依他而起的，我是相對性的存在。我之所以無所限制，能夠繼續變化、變得更有智慧、朝自我實現的路上邁進，都是因為有

「空」。若沒有「空」，所有一切，包含我，將處於一個靜止狀態，再也沒有任何變化的可能性。如同被致癌物與粉塵堆滿的肺、被脂肪堵塞的血管、被宿便塞滿的腸，消化、代謝再無可能。藉由戒菸、洗血、斷食，我們可以清掉身體裡那些有形的垃圾，讓空元素、讓健康不再受到阻礙，而心靈上無形的垃圾，因為肉眼沒辦法直接看見，我們常忘了要去清理。心靈垃圾的囤積也會危害健康，讓空元素無法發揮作用。

最低限度的生活

Less is more，為自己爭取空間很重要，但我們的欲望太多，安全感太少，忘記自己原本是富足的，我們投胎來地球上體驗生活所需的一切，其實宇宙早已幫我們準備好，除非你希望體驗困乏，否則真正的「困乏」並不存在。若一直汲汲營營想把空間與時間填滿，以為不斷蒐集金錢、物質，或把自己的時間排得又滿又緊湊，就能遠離困乏和空虛，但恰好相反，那只會讓自己的身心靈都累壞了。專注在匱乏與不足上，只會吸引更多匱乏與不足，讓我們的身心靈越來越疲憊。

日本人興起「斷捨離」的生活方式，以及北歐極簡的設計概念，為現代人過度繁雜的生活模式找到出口。試著過看看最低限度的生活吧！如果一個月花兩萬，甚至更少就能存活，那你就為自己爭取到了很大的空間，不必為了賺更多而傷透腦筋。當你需要的東西不多的時候，你就是在為自己「留白」，空出大把時間、精力，可以讓自己發揮創意，去豐富自己，去完成自己，發現真正有價值的東西，而不是把力氣都花在賺更多、逼自己去做不喜歡的工作、和自己不喜歡的人打交道。

用衣櫥打個比方，我曾看過一名優秀的上班族女性，大方地在社群網站上分享了自己的衣櫥和日常穿搭，她的衣褲裙、外套、休閒服加起來不超過十件，卻能連續一個月做出不一樣的穿搭，看起來相當有品味，真的很厲害。衣櫥爆炸、老是少一件、想穿的找不到……這些問題在她簡化衣櫥後，再也沒有發生過。如果你為自己訂下了「不超過十件」的原則，你就為自己留白，生活的可能性因此增加，也許可以省下買衣服的錢，也許可以集中火力買下更經典耐看、質感好的精品（一件衣服可以穿很久，這樣也很環保），也許在練習穿搭的過程中，頭腦受到刺激，變得越來越有創意。「留白」的好處，請務必自己體驗看看。

輕盈地活著

有垃圾就要清，血管和腸胃道裡的髒東西要清，人體外在的環境汙染也要清，像是把自己的房間清理乾淨，對提升睡眠品質很有益處，沒有多餘的大型家具阻擋空氣流通，空間乾淨塵蟎不生，呼吸順暢則能睡得更深，讓身體得到充分休息。

日本暢銷作家山下英子透過瑜伽學到放下心中執念的功夫，提出「斷捨離」的人生整理術，改變不少讀者的人生，讓人輕盈地活著，我發現她的觀點與我從小接觸的佛學哲思有不少契合之處。空是空間，人的心常常被很多垃圾塞住，我們要一一把垃圾移除，還原空間，就像整理房間一樣，生活空間若被垃圾占據，人就不舒服。斷捨離，清掉不需要的東西才會有活動的可能。能夠有創意地利用空間，才有機會成佛。

整理房間居然跟成佛有關？是的，外在環境的亂反映出內心的亂，整理環境可做為修心的練習。印度有個生活豪奢的婆羅門名叫巴查巴，曾經嫌棄一名上門乞食的瑜伽士身上不乾淨、衣服又破爛，口氣很差地叫他滾遠一點。瑜伽士非但沒因為巴查巴的不禮貌而生氣，還告訴他，身體不乾淨沐浴即可，衣服不乾淨也很容易換掉，而身口意造的惡業源於心的汙染，才是真正不乾淨，才是真正需要好好處理的。巴查巴聽了很有興趣，便向瑜伽士請教佛法，瑜伽士卻請他先把房間打掃乾淨、掃到一塵不染，才願意開示道理。巴查巴照做，最後經瑜伽士灌頂開了智慧、破除執著，勤奮修行六年後，攜伴五百人前往卡雀空行淨土。

遇到懶洋洋、十分厭世，對什麼事都提不勁，連醫囑都愛聽不聽的「不聽話」病人，如果去看他們的家或辦公桌，肯定有個地方很亂、囤積了一些雜物，這時候我通常不會急著開藥，而是會先跟他們聊聊，搞清楚他們心裡囤積垃圾的地方，再對症下藥。清除了心裡過不去的那個坎兒，相對應的外在環境通常也會變得整潔，反之亦然，如果心情比較難梳理，那把環境整理乾淨，也有助於釐清讓身心靈卡關的問題。

環境與人的身心靈，內外無別，其實是相關的，所以清這個也就等於清理了那個。那個一打開馬上會有一堆衣服山崩的亂衣櫃，也是經過你長時間的置之不理才亂到今天這個地步，能一天就整理好固然爽快，但也不必給自己太大壓力，就按照自己的步調好好處理。衣櫥就像我們的潛意識，有時候我們不願讓它浮上檯面的事、那些情緒，就退到潛意識裡，而我們暫時不知道該如何處理的衣服或雜物或心情，也經常被我們塞進衣櫥裡，眼不見為淨。透過清空衣櫥、去蕪存菁、只留下自己真正想要的，等於順便整理了思緒，光是清理這個動作，為自己騰出空間，就能讓整個人的身心靈都輕鬆起來。

吃的留白

我覺得能住在臺灣真的很幸福，食材的種類非常多，料理方式也很多元，川菜、粵菜、歐陸料理、泰國酸辣海鮮湯、韓國部隊鍋、日本握壽司、美式慢烤牛排、中東烤餅烤羊肉串……什麼都有。可有一天當我看著一桌子的菜，卻想起了中學時期在尼泊爾街上吃的一碗湯麵。滿桌的珍饈佳餚，都比不上的那碗湯麵。在尼泊爾念書的時候很窮，餐餐都在學校食堂裡解決，人家給你吃什麼，你就只能吃什麼，沒得挑也沒得選，回想當時最快樂的事是每個月能有一次，自己外出到街上點碗熱呼呼的湯麵來吃。那時候把肚子吃得熱呼呼的，就很高興了。臺灣人很喜歡一邊吃飯一邊談事情，在這種狀況下，因為心思還放在工作上，即便是山珍海味，吃了也常常忘記吃過什麼，不如小時候那碗全心全意吃下肚的湯麵。

西藏的對外交通近年有很大的進步，外地食材跑了幾千里路運過來，現在在拉薩，甚至連魚都能點得到。但在過去，或是現在偏遠一些的山區，糌粑、酥油茶、酸奶、犛牛肉乾、青稞酒、犛牛奶油……在我出生在雲南的藏區，還多了松茸可以吃，差不多就這些了。高原能孕育出來的食材種類不比熱帶地方豐富（不過藥材就另當別論，比方說我家鄉的梅里雪山就因出產珍貴藥材而聞名），藏人的傳統飲食種類很簡單，但樣樣能量飽滿、合節氣時令，喝一杯鹹酥油茶，馬上手腳暖活，能撐好幾個小時。即便在這樣氣候酷寒、氧氣稀薄的地方，光靠這幾樣東西，大家都能活得好好的。人要吃得很簡單，就可以真的很簡單。

弘一法師入佛門前是名留日的藝術家，出生於官宦富商之家，什麼好料沒吃過，看遍人世間繁華後，選擇持守戒律過午不食，一碗白米飯、一碗加了鹽的水煮白菜，就讓他吃得津津有味。才子僧人的好朋友夏丏尊有天探望法師，看到他吃鹹菜，就問他，只吃鹹菜難道不會太鹹嗎？法師回：「鹹有鹹的味道。」稍後，法師喝了杯白開水，老友納悶，幹嘛不泡茶，只喝水不嫌平淡嗎？法師神回：「淡有淡的味道。」

這兩句話，從曾為富貴人家子弟的法師嘴裡說出來，特別有意義。中國人宴客習慣把大圓桌擺得滿滿的，一道接一道，多到讓人吃不完，展現出滿漢全席式的熱情，才顯得主人家好客、大方。不過菜色太過於澎派也很容易失焦，胡亂吃一把反而身體負擔很大，不如一碗熱湯麵、一碗水煮白菜，簡簡單單，全心全意享受著那一味。從一味中體驗出豐富的層次感，從最簡單的事物裡享受到豐盛，是一種很美的境界。

朝聖者的行囊

如果你要去走西班牙聖雅各之路、日本的四國遍路、來藏區轉山轉湖，或一路做大禮拜到拉薩去，你需要帶多少東西上路呢？如果是藏人去轉山，一袋糌粑、一根手杖就夠，而一路做大禮拜過去的，頂多再加一對手套、護膝。自己背著自己要用的東西，得走上幾百公里，當然是越輕越好囉，甚至是少到有點不夠用那樣最好，若背著十幾、二十公斤去朝聖，大概出發一天就想回家了吧。

藏族從前是游牧民族，游牧民族家當都很簡單，帳篷拆一拆，幾隻氂牛就能把整個家馱走。而行腳藏醫隨身攜帶的藥包、手術器械包也都不大，現在提到「極簡」，大家多半會想到北歐，但其實藏人、藏醫，化繁為簡、極簡的功力也很到位，這功力是怎樣練出來的呢？說穿了，不這樣極簡還真不行，高原上生活條件嚴苛，藏人因此發展出非常低限度的生活方式。當人不需要很多物質就能存活的時候，他生存的機率也相對提高。不像西醫一種病要開五、六、七、八種藥來治，許多藏藥是一粒可治五、六、七、八種病，高明的藏醫甚至可用一根針就治好白內障。減法生活的好處是，減到最後，你會發現什麼才是最重要的，也可以輕易地看見自己的本質是什麼。

朝聖路上，東西不必帶很多，一方面是人真正需要的東西，其實真的不多，而另一方面是，人真正需要的東西，其實上天早就幫你準備好了，會在你需要用到的時候出現。這件事情，去問朝聖過的人，他們都知道。我覺得「擔心匱乏」是種不必要的擔心，回想一下你投胎到地球的時候，有帶什麼行李來嗎？還不是光著屁股，連衣服都沒穿呢，長到現在還不是活得好好的，還有閒工夫翻這本書呢。

幸福的關鍵

當我們在人生路上，不再汲汲營營把物質、金錢都攬在自己身邊的時候，把該整理的整理、該丟的丟，我們就有了空暇餘裕去回溯幸福的源頭，那最珍貴的、最重要的究竟是什麼？能夠以極簡的方式過生活，知道足夠，就不會困在「貪」的循環裡浪費時間，如果是我，我寧願把時間花在修習「慈悲喜捨」、「愛」、「利他」、「智慧」上，這些才是真正能讓我感覺到恆長快樂與幸福的關鍵。

該關注的不是匱乏，該關注的是有沒有在每個當下充分發揮自己的價值。佛門子弟經常彼此提醒「萬般帶不走，唯有業隨身」，因擔心匱乏而囤積的金山銀山，人死了搬不走，就算有本事含著夜明珠進棺材，也沒人保證那夜明珠不會被人挖出來。

由漫畫改編的韓國電影《與神同行》，描述英勇救出小女孩而殉職的消防隊員金自鴻，由三位陰間使者引導護送，在七大地獄接受大王審判的故事，場景華麗、情節奇幻，七位大王把人們生前的惡業、善業算了又算，什麼都沒漏掉，對人冷漠的，死了以後就被冰凍起來；對人施以暴力的，死後就被石頭砸；懶散虛度人生的、說謊騙人的……出來混，總是要還，刑罰都滿嚇人的。不過，坐在電影院的大家，如果落下了幾滴眼淚，肯定不是被這些刑罰嚇哭的，而是因消防隊員的義舉而感動落淚。

如果你會因為別人的「利他」行為而感動，為了那些願意為別人不惜犧牲性命的人落淚，那你的心就像菩薩一樣美麗慈悲，你擁有能讓別人和自己都很幸福的能力。開始試試看去發揮這個能力，自然、順手，不為什麼地為他人付出，不管是付出物質上的幫助，或是付出善意都好。若能把自己調整到身心靈合一的最佳狀態，你其實不必刻意做什麼，你的存在就像太陽一樣，能讓周圍的人感到很溫暖、很安心。開始試試看「利他」，找到讓自己幸福的源頭活水，並有能力讓快樂湧現，讓自己和別人都快樂。你的人生將從此不一樣。

གཞན་ཡང་

第三章

修煉——愛與利他的靈性養生術

3-1 你與我都是因陀羅網上的珠寶

本書談養生、講預防醫學與健康衰老，所有鍛鍊健康的方法都只是其次，方法可以隨著時空轉換做調整，而最重要的核心在於修心，這是獲得身心靈健康的真正關鍵。修什麼呢？修「利他」之心。修習利他之心能幫助我們放下執著，去除無明，用智慧看清宇宙實相，體悟到空，擺脫情緒的牽絆、擺脫種種煩惱，或是因貪嗔癡三種心性之毒而衍生出的種種疾病。

利他、利己合起來稱為利生，僅注意利己，容易陷入我執的圈套，對健康無益，唯有一併學習利他，才能達到「你好、我好、大家都好」，真正的圓滿境界。為什麼利他如此重要，先從一張網談起。

一體性

《華嚴經》經中曾提到一張「因陀羅網」，這張網很大很大，網羅十方世界，線與線相交之處，都有一顆珠寶，珠寶的數量多到無法估算，而每顆珠寶又能倒映出整張網上其他所有的珠寶。經書用這張網來說明一即一切、一切即一，「諸法一與多，互即互入，重重無盡」的概念。任何「多」，都是從「一」分化出來的，事實上，你在我裡面，我也在你裡面。

「道生一，一生二，二生三，三生萬物。」老子也曾很有智慧地解釋了一與多之間的關係。智者能用心看清宇宙萬事萬物的真實相狀，真正重要的東西，像是「實相」，不能用眼睛去看，而要用心看，眼睛會被幻相迷惑，但心不會。於是智者「於一法中看見萬法，從萬法中看見一法，於同一性中能看見多樣性，而從多樣性中，見到同一性」。

然而，每個個體對於整體來說都是必要的存在，如果今天拿掉一顆珠寶，因陀羅網就不再是因陀羅網，而成了一張破網。又，沒有任何個體是能獨立存在的，所有因陀羅網上的珠寶都是相互依存的。再舉彩虹為例，陽光、水氣和看著彩虹的你，因緣俱足，所有條件都齊備，彩虹才能出現在天空中，少了其中任何一項條件，彩虹即不存在。彩虹以及宇宙間的萬事萬物，沒有什麼能夠獨立存在，都是相互依存的。

一行禪師指出：「人我分別帶來很多痛苦，無分別智、互即互入（Interbeing）的智慧能幫助我們瞭解你在我之中，而我也在你之中。」他人與我，都是從一分化出來的，相互依存，並相互影響。在相互影響這部分，我認為前文提到的量子物理學家觀察出的「量子纏結現象」，對於理解一體性也有很好的幫助。兩個彼此纏結的粒子會產生連帶關係，縱使把它們分開，中間隔著千山萬水，當你觸動其中一個時，另一個粒子也會受影響，它們之間的連動，不受空間限制。（若對「互即互入」有興趣，推薦一行禪師《觀照的奇蹟》，書中有更多精采的說明。）

藏人觀念中，從究竟實相中所衍生出來的一切皆有它存在的價值，牽一髮而動全身，人與萬有存在不過都是因果之網中的一分子，就像因陀羅網中的一顆顆珠寶，沒有高於誰或低於誰；就像大拇指沒有比小拇指厲害，人沒有比動物厲害，人更沒有高於自然。

因陀羅網的比喻或許不是每個藏人都聽過，但「互即互入」、「一與多」、「多與一」的概念，已從各方面內化到我們心中，所以我們做很多事都會考慮到「利「利他」，尤其在自己健康出狀況時，特別會去做善事，捐一座橋或鋪條路，因為我們明白，對別人好就是對自己好。任何人都不可能獨立存在，而是與萬事萬物依存，欺負別人也等同於在欺負自己，汙染環境自己也會受到汙染。老藏醫替人看病，不只看病人本人，同時還會考慮到外在環境、季節、人我關係對病人健康所造成的影響。

瞭解因陀羅網、瞭解一與多實為一體，還有助於擺脫「貪」念，既然大家都是從一分化出來的，我貪心多拿你一點，或貪心想從哪裡多得到一點，其實是沒意義的。因為大家是一個整體，如果真的想要自己變好，那必須要大家都一起好才可以。

實相

最完全的療癒不僅是恢復自律神經平衡、啟動身體的自癒機制，而是身心靈的覺察。當修行者靜坐禪定到一定的境界，便會開啟智慧、覺察真相，這時候用心來理解實相，便不會被外界色相所迷惑。量子物理學家認為，這個宇宙裡沒有任何形狀、顏色、狀態，一切都是透過我們的感官，觀察出來後，在大腦中創造出來的。草地是綠色的這件事，對人來說是的，但對狗來說就不是這樣，草地在狗眼中是白色的。而禪修者眼中的草地可能就更不一樣了，他可能看到的是裡頭的地、水、火、風、空五種元素，覺察到自己也是由地、水、火、風、空五種元素組成，然後發現自己跟草有很多共通點。修行者以水作比喻，同樣一缸水，對魚蝦等水族來說是家、對研究化學的人來說是H_2O、對天人來說是甘露、對人來說就只是水，而看在餓鬼眼裡，這水卻是一缸膿血。到底什麼才是真的呢？

關於覺察，我很喜歡道家的一個故事——莊周夢蝶。有天莊子夢到自己變成蝴蝶，在夢裡飛來飛去很高興，突然醒來發現自己成了莊周，覺得很驚奇，於是搞不清楚到底是自己夢到變成蝴蝶，還是蝴蝶夢到自己變成莊周。佛學常以夢、幻、泡、影、露、電來比喻相對於實相而存在的幻相。當修行者進入甚深的禪定之中，就不會以幻為實，而是進入一種相當平靜、愉快的了悟境界。當個體意識與宇宙意識產生連結，身心靈合一，天人合一，超然物外，回歸到真實的自我時，你就會知道什麼是真的了。實相的概念很難用文字言語描述清楚，如同老子所說：「道可道，非常道。」──道是無法用語言說明的，如果能用語言說明，就已經不是那個真實、永恆的道了。實相，只能透過智慧覺察與悟證的方式來理解。

如果有足夠的智慧，就能看清人生中出現的那些好的、壞的，對的、錯誤的，正面的、負面的人事物，都是旅途上的重要部分，都能幫助我們體驗人生。被背叛過，就知道信任的好；生病過，就知道健康的好；遇到困難，才知道自己有克服困難的力量。人生的旅程，是一趟體驗正反合的旅程，有了正面經驗、再經歷負面經驗，合起來就是最完整的體驗。當回歸到那個真實的自我、本我，就能理解這人世間一切的體驗都是充滿樂趣的，即便它在外人眼中看來可能不是件好事，或是件辛苦的事，你也可以直接看穿，看透這事件背後所蘊含的善意。

我相信，每個出生來到這世界上的人，都已內建完美的佛性（或稱一體性）。許多人徒然向外追尋了好幾年，才發現真正的佛性其實早已銘刻在自己的DNA中。在外頭找真愛找了許久，驀然回首，那愛卻在我們自己身上。我們都是愛的化身。我們都是宇宙的學生，自己也是自己的導師。若把實相比喻成月亮，它的光輝本是清亮美好，但許多時候，月亮不免被浮雲遮蔽，但只要我們時時刻刻升起利他之心、慈悲之心，相信宇宙是美好、友善的，我們就能瞭解實相與自己存在的意義和價值，並無往不利。用肉眼僅能看到如夢如幻如泡如影如露如電的幻相，唯有用心才能看見一切幻相背後的實相。

無我

佛陀提醒，一切疾病都源於對自我的執念、無明。當人我有別的時候，人經常會感受到痛苦，而透過禪定靜坐體悟人我無別時，心情是輕鬆愉快的。執著在你我之間的那條界線上，是沒有必要的事情。

藏傳佛教有許多宗教儀式，都是在幫人放下「我執」、轉識成智，先練習把自我縮到最小，然後盡力為他人著想。像是做大禮拜全身撲地禮敬神佛，就是種降伏傲慢、我慢的練習，學著放下身段，學習謙卑，人變謙遜之後，智慧、福氣自然跟著來。轉山則是以順時針的方式在轉，意味人的心都是跟著佛陀在走的，如此便能一路走到仙境，不會迷路。供水則是在練習不求回報的付出，無私的給與。不論是轉山、大禮拜、供水，都不光是身體的動作，而是從心出發，希望能鍛鍊靈性超越自我，放大自己的格局，到達利他的境界，與人為善，成就他人，同時也就是成就自己。

我覺得這世間最難解的、思想上的謬誤即為「我執」。自我中心、懷抱種種偏執，固著在我的欲望、名聲、利益上，容易出現我癡、我慢、我見等種種狹隘的見解，由自卑、自大、自私自利所衍生的種種煩惱，還真的會讓人煩惱得不得了。不斷想要捍衛自我、捍衛自我的利益，簡直就是在給自己找麻煩。「可惡，竟然對『我』不尊敬！」「唉呦，等一下不知道『我』會不會被老闆扣薪水。」「這件事對『我』有利嗎？」「這個人不知道能不能對『我』有幫助？」腦袋轉啊轉，煩惱轉個不停，生氣、擔憂、患得患失……都因為把自我看得太重要了，把「我」無限放大，自尋煩惱。去除我執，放下自我，比較容易看到他人的優點，若把自我看得太重，容易對他人產生歧見、成見，造成人我關係的緊張、對立，因此把自己弄得很不舒服。

想要從煩惱中解脫，離苦得樂，要學會放下自我、為他人著想，利人利己。藉由天地人合一，得到宇宙的能量。收起向外探索的目光，回望自己的本心，宇宙的大我、自己的小我，將漸漸沒有距離，界線消失了，大我小我合為一體，我為宇宙所用，而宇宙間所有資源也就是我的資源。試試放下執著，讓你與我、我與自然、我與宇宙間的那條線，從原本清晰，到模糊，最後消失。「我執」是種錯覺，是痛苦的起因，透過利他而自利，能找回永恆的快樂。我的上師從前經常教導我，要學會「轉識成智」，轉妄心為真心，將自以為是的堅持、錯誤的認知，轉化為懂得利益他人的智慧，如此一來，生活會輕鬆許多，心也能感到無拘無束。

利他

當我心中感到特別不安的時候，靜坐、觀想、練習呼吸可以讓人恢復平靜，或者我會去做一些利他的行為。焦慮時，我就去找個也在焦慮的人，幫他紓解焦慮。生悶氣，就找個也在生悶氣的人，講個笑話讓他消消氣。我發現，當我把注意力放在關懷他人時，自己的問題好像就變得沒那麼嚴重了。一直關注自身的紛雜情緒，會讓情緒逐漸放大，找件利他的事來做，可幫助轉移注意力，還能讓自己心情變好。

科學家監測大腦報酬中心（Reward Center）的活動，發現人對人付出、照顧他人的時候，這個區塊明顯地活絡起來。當我們與人產生良好的互動時，大腦會分泌多巴胺和激乳素，讓我們有足夠的力量和勇氣去應付各種壓力，反之，遇事習慣逃避反而會使自己的抗壓力越來越低，任由紛雜情緒與無力感、空虛感滋長，對自己一點好處都沒有。

英國有份快樂指數（Happy Index，簡稱ＨＩ）研究報告，證實了當人在無私、不求回報的情況下幫助別人，會增加自己心中的快樂感。像是在大雨中拿雨傘給陌生人，幫助他人不至於變成落湯雞這個行為，與拿到大學學位、被老闆調薪一樣，都能引發快樂的感覺，並持續一段時間。在快樂指數的換算上，捐贈財物給慈善團體所得到的幸福感，與家庭總收入翻倍相當。利他之人表面上看似做了許多「犧牲」，犧牲了自己的時間、金錢，甚至是捐出了一個器官。但其實這個犧牲，最後都會回饋到自己身上，一個「犧牲」能讓他人跟自我都受益，怎麼算都划算。

對於躁鬱症、憂鬱症患者，許多醫生建議的輔助療法，是讓他們去照顧植物，或是照顧他人，醫生們發現，從事利他的善舉，對穩定患者情緒很有幫助。此外，研究人員持續追蹤六十五歲以上退休長者的健康狀況五年，發現那些發自內心願意去照顧其他老人的人，死亡率竟不到一般退休老人的一半。由利他行為所產生的腦內啡讓人幸福感倍增、感到愉悅，而保持心情愉悅對於刺激副交感神經活性、提升免疫力很有幫助，科學家認為，或許這正是讓長輩們獲得健康長壽的原因之一。

茹素

很多人為了健康養生，就「是否應該吃素」這件事，徵詢了我的意見。如果有好的條件，能輕易吃到多樣化的蔬菜、水果，吃到真正的食物，而不是油炸的假魚、假肉，或摻入很多調味料的素雞、素鴨。茹素這件事的確對健康有益而且又環保，另一方面，也展現出對其他動物生命的尊重，我覺得很好。從節省能源的角度來看，蔬果長成需要耗費的資源，比養豬養牛還節省得多，我認為吃素可視為一種保護環境、減少能源消耗的利他行為。

從健康的角度來看，持續八週的素食療法，曾讓為糖尿病所苦二十一年的病患，從此不必再藉由藥物控制病情。如果想要減肥，吃素也很有效，曾有一項實驗，讓體重過重的受測者連續吃低脂全素三週，可以不計分量吃到滿足為止，結果受測者還能平均減重八公斤。當然，這些素食指得是真正看得到原本形狀的食物，而非素食加工品。

食用真正的蔬菜水果，能保護細胞，避免人在老化的過程中，產生各式各樣的慢性病，食用真正的蔬菜水果，有助於實現「健康衰老」的理想。新鮮蔬果含有很多天然的抗氧化劑，能抵抗身體的氧化壓力，也就是說，可以抵抗因自由基傷害細胞所引起的慢性發炎，解決了慢性發炎的問題，很多慢性病都不會產生。

原始佛教其實沒有硬性規定大家一定要吃素，不能吃肉、不能吃魚。吃素雖是好的，但不強求百分之百非吃素不可。學佛人的心態應該是「今天拿到什麼就吃什麼」，隨人方便，別人供養什麼都滿懷感謝地接受，以不造成別人麻煩為主。更不能對於無法吃素的人口出惡言，加以撻伐。修行重在修心，如此強人所難，倒壞了修行本意。佛陀在世時傳達的是，吃素以方便為主，不可造成他人困擾，心中不能忘記「有利於他人」這個原則。西藏人是可以吃肉的，全球各地許多佛教徒也都是葷食的，茹素雖好，但不是硬性規定，也不是核心價值。就我理解，核心價值在於「利他」，這才是真正重要的。

很多吃素的人，心中還沒去除「貪」欲，還想著要吃肉，於是去找各種素肉來吃，這樣的吃素就變得很沒有意義。你想想，要把豆類製品做成肉的口感、肉的味道，要加許多調味料和化學添加物才有可能，懷著貪欲吃素，越吃越不健康，還不如去吃真正的肉。或是因為持戒的關係必須吃素，吃得很有壓力、吃得很不情願，感覺受到約束，那麼吃素這件好事，反而因為心態不正確，變成壞事。又或者抱著擔心的心情吃素，蔬果的營養很難完全吸收，身體自然也就無法享受到食蔬的益處。

不僅「茹素」能利益環境，展現對動物生命的尊重，「減少食量」也是一招。很多地方吃素不是這麼方便，改成少吃一餐，或每餐分量少一點，也都很好。如果所有人都減少一餐，換算下來，可節省地球資源三〇%的消耗量。學者做了許多飲食控制實驗，比較吃到飽的動物與那些飲食受限制的動物，受限制的動物平均壽命較長，進一步計算，熱量攝取若減少三〇%，壽命則會延長三〇%。

少吃，活久一點！人體設計非常微妙，最健康的狀態不是餐餐百分百飽足，把胃、腸道通通填滿，而是維持一種「微飢餓」的狀態，讓體內的空元素有空間發揮作用，像是細胞自噬、消化分解營養、代謝再生，都是需要空間的。別老是把自己吃得那麼撐，你立即會感受到的好處是變得更有精神，長期下來，你或許還會注意到，自己皮膚的狀況變好、頭髮不會一直掉，各種心血管疾病、代謝性疾病、心智衰退等老化現象也都不會這麼快出現。

少吃能活久一點，其中一個原因是，吃得少，身體產生的自由基相對也少，如此，就能降低由自由基引起的老化衰退。佛教裡面有許多利生的建議，像是過午不食、齋戒，從醫學的角度來看，的確對維持健康長壽很有幫助。不過，佛學是活的不是死的，它的方法可能隨著時空改變，唯有「利他」、「慈悲心」的核心價值不變，如果真的要吃素，希望你能吃真正的食物，並且懷著慈悲心，吃得開心、滿足，才能確實得到茹素的益處。

笨豬貪心的鴿與愛生氣的蛇

對於健康的追求，東方醫療體系與西方醫學最大的差別在於，西醫目前只關注到生理與心理的部分，而早在幾千年前，東方佛教醫學早已揭曉：養生不只是養身體，必須全面性地照護身心靈，特別要從靈性層面斷除我執與種種不利生的習慣，才能踏上消滅一切煩惱、通往健康的終極之道，無病無憂，得到真正的解脫。

在佛教醫學觀念中，讓人不健康的原因，源於煩惱與因果業力。釋迦牟尼成佛前曾遇到許多為惡疾所苦的病患，心生憐憫，於是開始思考什麼是苦、人又為什麼會生病，修行六年後，悟出一切病、一切苦的起因在於心的「無明」（藏文Marigpa），而治療的方法要從瞭解因果下手，根除貪嗔癡三毒。

生死之輪

因貪嗔癡三毒升起種種煩惱，造下種種業，讓我們像是被囚禁在滾筒洗衣機裡的衣服一樣，不斷被洗滌、擰攪、泡水、脫水、烘乾，又再重複被洗滌、擰攪……不斷輪迴。在藏區佛寺經常可見的《生死之輪》唐卡掛圖或壁畫，圖解輪迴，我覺得沒有比它更精闢的了。想從輪迴這個滾筒洗衣機裡頭抽身，不再被搞得暈頭轉向，首先就要瞭解輪迴。

《生死之輪》展示三毒、六道輪迴、十二因緣、苦集滅道四聖諦等概念。圖中央繪有鴿、蛇、豬三種動物，分別代表貪、嗔、癡。鴿子性交次數頻繁，放縱愛欲，藏人因此拿牠作貪欲的代表。蛇易被激怒，在山區不小心觸碰到蛇，牠馬上發火，嗔眼瞪人，昂起頭來伺機報復。豬整天只知道吃與睡，其他什麼都不管也不會，在藏文化中，被視為癡愚的象徵。而在鴿、蛇、豬外圈，天道、人道、餓鬼道、地獄道、畜牲道、阿修羅道等六道圍成一圈。六道輪迴外又有一圈展示十二因緣，依序為：1無明，2行（業的造作），3識，4名色，5六處，6觸，7受，8愛，9取，10有，11生，12老死。十二因緣相依相生。《生死之輪》展現輪迴是苦以及形成苦的原因，也就是佛陀初轉法輪所教授的四聖諦中的苦諦和集諦。

乘載著業力的靈魂、受業力束縛綑綁的有情眾生，會隨著業力和習性，物以類聚，在六道裡上上下下、來來去去。簡單來說，貪婪吝嗇的習性再加上幾乎不曾行善，會往餓鬼道去。無明癡愚再加上缺乏聰明心智、不善用嘴巴說好話，會往畜牲道去。嗔恨習氣重，殺生、邪淫情節特別重大者，會往地獄道去。傲慢、沉溺於享樂，投生天道[4]。

從佛學的觀點來看輪迴，在無盡輪迴的六道中，鬼畜忙著受苦、陷入無法自拔的苦海中；天人忙著享樂、沉浸於虛幻暫時的安樂中。只有苦樂參半的人，有辦法去思

註4：天道太過好了，所以天人不會想到要去脫離輪迴這件事；餓鬼、畜生太過苦了，也沒辦法去思考該不該跳脫輪迴。

考、去思考輪迴的本質是苦，進而產生出離輪迴的心意。所以說，唯有投生在人這一道時，才具備成佛的機緣、有機會能得到恆久不滅的快樂。

忌妒、酷愛鬥爭投生阿修羅道。混合了各種好的壞的業因與各種習性，投生人道。以上只是最粗淺的分法，光是地獄道又可以細分成好幾種，《菩提道次第廣論》第三卷與《地藏菩薩本願經》中有詳盡描述。六道之中，人道最為特別，因為只有在人這一道，才有機會脫離輪迴，得到永恆的解脫與快樂。

最毒的心性

讓人生病的貪嗔癡三毒，哪種最毒呢？在《生死之輪》中能找到答案。《生死之輪》非常古老，版本眾多，有一個觀察重點是看「豬是否咬著蛇跟鴿子的尾巴」，這個是最接近原始教義的版本。

回到《生死之輪》，癡愚的豬咬著貪心的鴿和嗔怒的蛇的尾巴，表示三毒中，癡最要不得，癡愚是造成貪與嗔的原因。癡愚無知、無明、沒有智慧、搞不清楚狀況，是輪迴起因的起因，放掉癡愚，所有煩惱和痛苦才有得解。

無知

柏拉圖曾說：「不知道自己的無知，乃是雙倍的無知。」無知會讓自己和別人都很辛苦，要靠「智慧」這個解藥來化解。智慧像把利刃，能斬斷無知、憤怒、貪欲等種種煩惱。智慧升起我們的慈悲心，讓我們看透世界運行的規則，看透你我無別的規則，更長地去看因果，瞭解自己與他人煩惱的起源。

心靈、智慧的覺醒，是脫離輪迴的契機，有些乘願而來的菩薩，天生就是醒著的。但如果睡很久，覺得自己老是醒不過來，那唸唸文殊菩薩心咒，或許很有幫助。咒語是宇宙間共通的語言，適合各種意識程度的心靈來持誦。在臺灣，想要在學習上有所長進時，我看見很多人拿著准考證去拜託文昌帝君，而我們藏人則習慣祈請文殊菩薩以智慧加持。在西藏，文殊菩薩的形象左手蓮花上有本《般若波羅密多心經》、右手蓮花上有把利劍，象徵斬斷無明、智慧無敵，尤其能破除三毒中的癡愚，菩薩以獅子為坐騎，象徵智慧威猛。

我小時候曾經出家兩年，初入佛寺，上師講的聽不懂、佛經也看不懂、辯經也幾乎沒贏過，笨得很。於是上師教我天天老老實實地唸文殊菩薩心咒，「嗡阿喇巴札那諦（Om Ara Pa Za Na Di）、嗡阿喇巴札那諦（Om Ara Pa Za Na Di）、嗡阿喇巴札那諦（Om Ara Pa Za Na Di）……」一直重複唸這樣。每天唸著唸著，就在某個時刻，突然頭腦變得很清楚，蒙蔽雙眼的障礙也被除去，可以很輕鬆地瞭解佛經上的概念，上師的教誨也聽得進去，辯經更是沒有問題。希望你也能藉由這個心咒，與菩薩產生連結，開啟你與生俱來的智慧潛能。

生氣

法國有句諺語：「如果你生氣了，你其實是在對自己生氣。」怒火傷人更傷己。當人發怒時，血液裡毒素馬上增多，而氧氣會變少，怒氣持續一段時間未消，這些毒會隨著血液影響我們的腦部和臉部，傷害腦細胞、使腦細胞加速衰老，或使臉上出現難以治療的色斑。因為愛生氣而變成小花臉，花再多錢做醫學美容，效果也有限。

「氣得腦充血」、「氣到臉紅脖子粗」，指的就是生氣時血液往腦部、面部集中的狀況。長時間生氣，大量血液集中在腦部、交感神經過度興奮，胃腸血流量減少，影響消化，長期下來，還可能引發胃潰瘍。生氣也會增加心臟的負擔，因為血液都往腦門衝，心肌跟胃腸一樣，也會感到血液不夠，只好加快跳動與收縮，如果本身心血管不夠強壯，再加上生氣讓心臟得做雙倍的工作，很容易使得心臟過勞。

常發脾氣的人，交感跟副交感神經時常處於一種失衡的狀態，情緒不穩定，接著免疫力失調，然後器官慢性發炎，日積月累，心血管疾病便來敲門，若再繼續放縱自己的嗔恨之心，罹患癌症的機率將大幅增加。不只西醫，中醫也常勸人不要生氣，生氣傷肝。肝最重要的功能在於解毒，當生氣的情緒之毒無法被排解時，就會讓人感到疲倦，尤其是眼睛最有感覺，充血、視力模糊、眼睛乾燥等，都是肝疲倦時容易出現的症狀。

第十七世大寶法王推廣不動佛法門多年，傳講「發誓再也不生氣」的故事：在一個廣目如來演講的場合，當時還是比丘的不動佛發問：「最重要的修持是什麼？」佛說：「若能披上忍辱的鎧甲，能免於各種逆緣與煩惱，尤其免於煩惱當中嗔恨心的擾亂。」比丘於是起身，發願「此後，不對任何一個眾生起嗔恨心」。直至成佛，比丘都信守諾言，沒有升起任何一絲嗔害之心。我覺得有勇氣發下這樣的心願，非常了不起，聽聞這個故事後，每當我快要爆炸時，都會想到不動佛，彷彿得到加持一般，很快就能轉念，不對別人生氣、也不對自己生氣。有機會不妨找介紹「不動佛」的書籍來看看，希望你也能從閱讀中獲得力量。

「發誓再也不生氣」，不是建議你壓抑生氣，把氣悶在心裡不發出來，這樣反而對身體會造成另一種傷害。要做到真正不生氣，當然首先還是得具備洞察宇宙實相的智慧，了悟前因後果後，你就沒什麼好氣的了。如果讓我生氣的是一個人，我會稍微暫停一下，想一下，我與他的成長背景、經歷不同，如果沒有經歷過他的經歷，那我對他有所抱怨、生氣，都是不公平的。接著我會再想想「他人之物不上我心」這句話，因為他人的不負責任、不成熟、不積極、不這樣不那樣而生氣，等於在用別人的過錯懲罰自己，對人生氣，痛苦的卻是自己，這又是何苦呢。

一種米養百樣人，就連我們的五根手指都有長有短、有粗有細，怎麼可能去要求人人遇到事情時，都跟自己做出一樣的反應呢。遇到和自己不一樣的人，如果暫時不能理解對方的所作所為，至少要有不批評、不抱怨的雅量。把各個階層的人想像成紅橙黃綠藍靛紫各區段，所有人加總起來才能形成完整的光譜，才能成就這個美麗而豐富的世界。位於每個顏色區段的人，都有他存在的必要，並且沒有高下貴賤好壞之分。就像紅色與橙色，看起來不一樣，但我們不會認為紅色優於橙色，或藍色比較低級，當然，你也不會去無理要求綠色要長得像黃色一樣才算正確。抱怨藍色不像紫色，或批評藍色不夠醒目，都是沒有必要。各階層的人，就像光譜上的紅橙黃綠藍靛紫，各有各的美麗與精采。

貪心

現代人健康出問題，很多都是「貪」所造成的，尤其是飲食上的貪欲。人需要的營養不多，一個標準體重的上班族女性，如果肌肉量不是太多，她每天需要的熱量其實不超過一千五百大卡。人若貪心，想吃的藉口就會很多了，「唉呀，工作壓力大嘛，放假當然要享受美食好好放鬆一下囉。」「朋友、同事聚餐，去了還這不吃那不吃，多掃興。」飲食失衡，高血壓、高血脂、中風、心臟病、糖尿病、癌症都有可能被吃出來。試著少吃一餐，最好是晚餐，可以讓你活久一點。或是靜下心來察覺到底為什麼貪吃，或許是焦慮，或許是想緩解緊張、鬱悶，這時候應該去解決的是情緒的問題，而不是藉由過度飲食來增加身體負擔。

貪欲像爬藤植物，不去管它，放肆蔓延開來，有可能連房屋結構都被破壞。舉個擁有數十億身家的老伯當例子，老伯對金錢數字有超乎常人的執念，他有很多店面租給別人做生意，自己卻穿著廉價服飾、騎著運轉不順暢的老腳踏車、吃他能買到的最便宜的便當，甚至生病了也只肯去拿健保能給付的藥。貪欲會導致隆能量的失衡，表現在身體上會有衰老快、記憶力退化等病徵，表現在心情上則是焦慮、恐懼、沒安全感。財力豐厚的老伯其實可以活得更年輕，接受客製化的醫療服務，但他認為存款簿上的數字只能增加，不能減少，他每天最關心的就是存款的數字有沒有增加，怕數字往下掉，不願意對親人伸出援手，不願意出門交朋友，不願意做健康管理預防疾病發生。他一下子怪兒女不孝、親戚無情，一下子煩惱店面是不是租太便宜了，一下子擔心記憶力怎麼突然變很差，一天到晚害怕別人要來騙走他的錢。老伯住在以貪念和執著打造的牢籠中受著各種苦，卻渾然不覺。等到哪天醒悟過來，知道「萬般帶不走，唯有業隨身」，察覺到貪的那一天，就是脫離各種苦的那一天。

心靈的覺醒非常重要，我們必須透過智慧去發現它的存在。在出色的外在環境裡，即便開名車、住豪宅、戶頭裡的存款又多到用不完，沒有用智慧去覺察心靈狀態，仍有可能受苦，如同活在地獄裡。人的本心原如一塊透明玻璃，但心經常被貪嗔癡霧化，因而看不清楚真相，產生錯誤的認知，才會有執著、才會有痛苦、才會繼續輪迴、才會繼續造業。如果把貪嗔癡像擦拭灰塵一般擦掉，便能理解無常和空性，得到永恆的健康快樂（Eternal Happiness）。

不動佛幫我戰勝愛生氣的心性，釋迦牟尼佛則是我對治貪的榜樣。釋迦牟尼成佛前為皇族太子，不忍人們受生老病死之苦，於是捨棄富裕生活、捨棄王位，苦修六年。駕悲智二輪普載眾生，以悲心為眾生拔除痛苦，具備遍知一切的智慧。祂甘願為眾生利益捨棄一切，連自己的骨骼血肉甚至生命都願意布施，能無私到這種程度，令人感動。其實我們身邊就有很多人已經擺脫了貪欲的束縛，並能從「利他」中得到無限的平靜與滿足，可能一天只吃一餐，但卻省吃儉用捐了一座圖書館；可能家裡沒什麼裝潢，卻經常把其他長者的家打掃得乾乾淨淨。貪心的人，快樂是短暫的；知足知捨的人，快樂是恆久的。擺脫無明，開啟心靈智慧，你會知道該選哪條路。

在每個時刻，避免出於小我、自私地做決定，而以大我的福祉為考量，將有助於我們擺脫一次次的輪迴，避免重蹈覆轍，避免一次次受煩惱與痛苦的扭擰。慈悲是解答，勇敢去愛是答案，寬恕自己、寬恕別人是答案。一定要戰勝我們的心魔，否則我們得一次又一次轉世，直到學會了所有功課為止。在不斷與自己心魔戰鬥的同時，身心靈便啟動了自我療癒的機制。

喜怒悲思憂恐驚，心情做SPA

上一節談到了貪嗔癡對健康的影響，貪嗔癡三毒對健康造成很深的慢性傷害，是需要戒斷的。然而，人是感情的動物，喜怒憂思悲恐驚七情，讓我們的生命變得更豐富，也讓我們在瞬息萬變的世界中存活下來。想想看，如果你看到野獸不知道驚恐，不懂得居安思危，應該老早就Game Over了。各種激動的情緒，啟動交感神經，使身體分泌腎上腺素與皮質醇，來幫助我們度過危機。

腎上腺素與皮質醇等種種分泌物，本身是非好非壞的存在，在我們需要的時候出現，使肌肉有力、頭腦清晰，但如果在我們不需要的時候，還拚命分泌，這就是令人頭痛的事了。本書一直強調要讓副交感神經發揮作用，重點在於提升免疫力，不是要排斥腎上腺素或皮質醇，而是希望它們能在對的時機點出現，不要在人該休息時還興奮爆走，擾亂免疫力和消化。

喜怒憂思悲恐驚等七情也跟腎上腺素和皮質醇一樣，性質上屬於非好非壞的，各種情緒各有作用。如果有智慧，懂得關照它們，而不是被它們牽著走，那這些情緒可以說是完全無害的，你甚至能利用它們利益生命。若把所有情緒都戒斷，我們恐怕會變得很無情。各項心的修煉，不是要把自己變成完全沒有感情、冷漠的邊緣人，相反的，透過瞭解種種情緒，練習與各種情緒自在相處，我們可以發揮慈心與悲心，為他人提供快樂；能具備同理心，理解他人的悲苦。懂得利他的菩提心是顆慈悲的心，在理解各種情緒後，我們會知道如何轉化自己的苦，也能幫人轉化他們的苦。

杏仁核

有天我隨手翻閱機上雜誌時，看到了這樣一句話：「Why spend your life trying to be happy when you could be eudaimonic instead?」

在我理解是，與其追求快樂人生，不如活得豐盛。在研究情緒、幸福、健康的因果關係後，現在有很多心理學家嘗試將利生型的幸福「Eudaimonic」與享樂型的快樂「Hedonic」區分開來。威斯康辛大學麥迪遜分校的理查德　戴維森（Richard J. Davidson）博士指出，利生型的幸福感比個人享樂型的快樂，力量更強大、更能讓人滿意。利生型的幸福感能激活大腦，讓腦部許多區域都活絡起來。

從演化的觀點來看，在群體中，不計私利與他人一起抵抗外敵、一起生產食物，合作互助可以提高大家的生存機率。以大我福祉為考量的優秀大腦，是演化路上的贏家。直到現在，我們身邊仍有很多這樣的人，甚至我們自己可能就是這樣的人，能從利他的行為中獲得幸福感。奮勇搶救生命的消防隊員、深入災區幫忙的搜救人員，或者是為鄰居家受虐兒挺身而出的大嬸，或肯為陌生人捐出自己的器官。科學家觀察積極利他者的大腦，發現他們的杏仁核通常比較大，且神經活動活躍。杏仁核主要的功能在於處理情緒與調節內臟活動，與同理心有關。杏仁核若嚴重受損，人的行為將脫序紊亂，喜怒哀樂失常，可能使人聞到香噴噴的雞腿卻感到哀傷，吃到腐敗的食物反而很高興。杏仁核壞掉，生活將一團亂。

杏仁核大、較具有同理心的人，光是看到別人驚恐、害怕的表情，就能感同身受，為了想要終結這種痛苦的感覺，往往比較樂意拔刀相助、為人挺身而出。而有暴力傾向的精神病態罪犯，對於他人的痛苦與恐懼較無動於衷，同理心不強、杏仁核活躍程度低。好消息是，研究人員發現腦部迴路並非不可改變，新的神經路徑是能被創造的。經過強化同理心的訓練後，患者的暴力衝動控制與情緒控制，都能獲得改善。

西方科學家在處理冷漠、缺乏同理心的腦部問題時，有些個案需要動手術割除影響大腦的腫瘤。但有更多照護機構，從東方的「利他」、「慈悲心」中找到靈感，以一種不用流血的方式，讓病態的攻擊性與暴力行為消失。進行愛的觀想、觀照情緒、練習靜坐呼吸、修習慈悲喜捨四無量心，像在心中升起太陽，溫暖了自己，也把溫暖和善意擴散到他人身上。心的修煉以一種不用流血的方式，重整我們的身心靈，不僅修護受傷鈍化的腦部，更啟動最深層的靈性療癒。

情緒與內臟

西方腦神經科學家說明杏仁核主管情緒與內臟調節，東方醫學則分得更細。中醫調理氣血，特別會注意到情緒對氣的影響，喜則氣緩、怒則氣上、憂則氣鬱、思則氣結、悲則氣消、恐則氣下、驚則氣亂。從氣的運行，高明的醫生能看出病人是否有情緒失控的問題。七情也對內臟產生影響，《黃帝內經》指出：怒傷肝、喜傷心、思傷脾、憂傷肺、恐傷腎。另外，過度悲傷影響到的是肺，驚恐則妨礙腎的運作。需要注意的是，中醫說的七情內傷，要達到「傷」的程度，除非這七情太過或是不足，否則，一般程度的七情屬於正常情緒反應，並不傷身。七情不傷身、傷身的是七情異常，包含突然的憤怒、長時間過度的悲傷、極度驚恐、思慮過度等。

情緒不傷身，甚至還利生，以悲為例，遇到令人傷心的事，流眼淚有助於釋放壓力，幫助肺部深呼吸，排解鬱結。但悲傷過度，持續時間太長，老是哭哭啼啼、唉聲嘆氣，則會使肺氣虛弱。肺與風、與藏醫口中的隆能量有關，肺功能不健全，營養就沒辦法確實送達身體每個角落，最嚴重的狀況是使人喪失活下去的動力。而冷漠無法感知悲傷，或壓抑悲傷、忍著不哭，都屬於「不足」的狀況。心靈的垃圾不倒掉，被「受害者情緒」情緒占據，老覺得自己是天底下最倒楣的那個人，這樣好事就進不來。習慣壓抑情緒、忽略自己的身體訊號、老是說自己很好的人，其實對自己不夠溫柔，沒有給自己機會去瞭解自己的痛苦。根據統計，臨床上這類型的壓抑者，得到感冒、氣喘、高血壓的機率較高，若為女性又罹患乳癌，術後腫瘤再復發的機率也會比較高。不論藏醫或中醫，東方醫學建議養生宜採中庸之道，情緒本身是非好非壞的存在，運用得宜，情緒是利生的，情緒太過或不及，異常或失控，才會對健康有害。

運用情緒

當各種情緒升起時，不需要去排斥、壓抑它，用智慧來理解情緒，讓它發揮作用，是比較恰當的作法。緊張、低落等一般被認定是「負面」的情緒，其實並不全然是壞東西。遠古時候，「緊張」刺激了腎上腺素分泌，讓我們肌肉、大腦的表現提升，才能找到機會逃生，不至於被野獸吃掉。現在，「低落」幫我們踩了剎車，延緩做決策的時間點，藉此多面向觀察問題，爭取更多時間，也許還能因此拆穿詐騙。像有詐欺犯曾鎖定多名單身女性，表明自己是美國軍官身分，在網路上與小姐們談起假戀愛，等小姐們被籠罩在愛情的粉紅色夢幻泡沫中，並暈頭轉向、樂不可支的時候，美國軍官就會說自己正在戰爭現場，不幸被俘虜，需要妳匯錢付贖金，等自由後，就會飛到臺灣跟妳結婚。在粉紅色夢幻泡沫外的我們，一聽就知道不對勁，但過度樂觀的小姐們特別容易上鉤，不但興沖沖跑去匯錢，還認為前來阻止詐騙事件的警察先生是來找碴的。

然而，這個詐騙手法對心情低落的女士卻沒有那麼有效。「最好是啦！怎麼可能這麼好康。」回想一下，當你心情低落時，是否對外在人事物多了一點懷疑。只要這個低落是暫時的，不是長時間困擾你的，或許還對你有些益處。心理學家發現，心情低落時，人傾向往後退一步，採取較為緩慢但較具系統性的認知處理過程，傾向為事件做全面性的評估，而非單憑表象妄下結論。有時候正因為有這一步緩衝，讓我們不至於傻傻奔赴懸崖。請靜心察覺情緒背後的意義，緊張有緊張的好，低落有低落的作用。

中醫明確指出七情內傷，西方醫界也歸納出腸胃型的疾病與長期緊張焦慮有關、易怒與氣憤則與心血管疾病有關。情緒與疾病間的關聯性有跡可循，某種情緒、情格傾向容易導致某種疾病，那我們理所當然也能利用疾病，反向來檢視自己的情緒和心意。疾病的產生不是運氣不好，也不是世界末日，而是天地宇宙藉由疾病提醒我們：「是不是忘了關心自己的需要？」「好像壓抑太多了喔！」「也許應該休息放鬆一下了吧！」「別老悶著，還有很多好玩的事呢！」。

疾病是導師，以病痛的形式顯化錯誤，誘導我們回到正途，找回自己的心意和初衷。當我們觀察到疾病時，不必太過擔心，疾病顯化出來其實是件好事，藉由疾病，我們能更清楚理解健康是什麼。

情緒對於我們的健康、對於我們的人生會有怎樣的影響，端看我們決定怎麼運用它。種種情緒升起，與疾病顯化一樣，都提供了一個審視自己身心靈現狀的機會，例如手腕發炎，可能是在提醒你使用肌肉的姿勢需要改變；心情哀傷，可能是心靈想告訴你，他非常在意某個人，請不要忽視。不封存、不壓抑，體驗過各種情緒後，就讓它走吧！情緒如夢似幻，來來去去，豐富著我們的人生。聽得懂情緒背後的故事，情緒就比較不需要以生理疾病的方式呈現出來，把頭像鴕鳥一樣埋在沙子裡，不理會情緒發出的訊號，只想等它快快過去，等於把瞭解自己身心靈的機會放掉。

跟自己聊聊

回想還是小孩的時候，我們要哭就哭，要笑就笑，情緒來得快、去得快。漸漸長大成人，社會化之後，反而經常壓抑情緒，把自認不能浮上檯面的各種想法，藏到內心裡去。這些思慮形塑了隱藏版的自我，久而久之，如果不刻意下指令，我們的心靈就會按照慣例，自動把該表現出來或該隱藏起來的東西分類。隱藏版的我，鮮少有說話的機會，我們甚至跟他不熟，但他卻擁有對自我未來的投票權。在心想事成、一切唯心造的宇宙裡，「隱藏版的我」跟「表我」一樣都有投票權。我建議，你可以把這個隱藏版的自我另外取個名字，茫廝糬、豬太郎、暴走魚……什麼都可以，他不是臉書或IG上的一個虛擬代號，而是真實的自己，而且是最真實的那個，然後開始跟他聊聊，以免他在你喝茫、睡著的時候跑出來，幹些你想都沒想過的事，或是擅自為你計畫好的美好未來投下反對票。

皮克斯之前推出的動畫電影《腦筋急轉彎》（Inside Out），將小女孩萊莉內心五種情緒擬人化，這些情緒都有自己的名字：樂樂（Joy）、憂憂（Sadness）、怒怒（Anger）、厭厭（Disgust）、驚驚（Fear）。這五個小可愛在萊莉的大腦總部，一起做決策，指揮小女孩應對進退。生活經驗會形成一顆顆記憶光球，儲存起來，特別重要的那些還會建構出一座座性格島嶼，形塑出小女孩的人格。我很喜歡這部電影，它把每個情緒角色都畫得很可愛，且沒有給誰貼上負面標籤，每個情緒都能盡情展現自己的特色。

請幫隱藏版的自己取個名字，幫內在的情緒取個名字，然後自己跟自己聊聊天，你會發現自己的心靈劇場比動畫電影還有趣呢！當然，這樣做不是只為了好玩而已，這個簡單的小方法可以讓你接納自己的全部，重新認識自己的各個層面。當開始這樣做之後，你或許會感到前所未有的清明，覺察力、敏感度都會提升，並認識到自己是獨一無二的，找到自己的天賦，找到源自內心那股源源不絕、足以應萬變的力量。

我認識一個億來億去的女老闆，她就很懂得運用這個技巧，不只「表我」、「隱藏版的我」兩個角色，她至少發展出三、四個角色，蘇珊、Su、蘇副總、筱原蘇……大概類似這樣，蘇副總特別吹毛求疵又難搞、筱原蘇像日本人一樣很注重程序、Su是比較有創意的那個、蘇珊則是親切的大嬸。女老闆日理萬機，每天要應付的人與狀況特別多，但她懂得派出不同的自我出馬，應付種種小問題，而較重要的事項則會讓蘇珊、Su、蘇副總、筱原蘇都坐下來開個會，一起決定方向。她很瞭解自己，懂得運用各種情緒與潛在人格，懂得為自己多預留些彈性，讓她的工作與生活，活出了四倍的精采。

有位年邁的出家師父，他對天命的領悟讓我覺得他非常帥氣，他說：「在我有生之年，我要儘量翻譯佛經讓更多人可以讀懂，活一天就翻一天，直到死亡那一刻。」當然，翻譯不是件輕鬆的工作，過程中焦慮、苦惱都可能發生，但這卻也都是實現願望的土壤。焦慮讓人更有效率地利用時間，苦惱讓人更深入地尋思每個細節，大剌剌從不苦惱的人，是做不好精細的翻譯工作的。

當我們開始察覺每個情緒的流轉，我們有機會擺脫過度的社會化，不再滿足於過著大家所認可的成功人生，轉而追求自我的實現。月入百萬甚至千萬、開名車、住豪宅、娶個漂亮老婆……也許變得不再重要，也許你根本不覺得這些是讓你感到幸福的必要條件。背起背包去旅行、攻讀哲學博士學位、種幾盆可愛的多肉植物、吃簡單的食物、過簡樸的生活、練習靜坐與氣功、閱讀佛經、利用自己的天賦使他人同享幸福。商業廣告上那些俊男美女笑著推薦的種種商品，你也許都不太需要，當察覺心靈真正的渴望，你終於想起了投胎到地球上的初心，開始把時間花在值得重視的人事物上。當喜怒悲思憂恐驚再次升起時，它們不再是惱人的「負面」情緒，你藉此校對人生的方向，輕安自在地一步步成就更好的自己。

一起幸福吧
慈悲喜捨是真愛

情緒無常，時時刻刻都在變化，我們觀察到它的起伏，有智慧的人能看透情緒背後的意涵，善加運用，知道所有憤怒、焦慮、哀傷都是暫時的。有智慧的人願意採取宏觀的角度、採取高視角看待人事物，用更長的時間來瞭解因果，因此能從容面對人生大風大浪。有智慧的人像隻蝴蝶，當牠飛進花園覓食時，不會因為一朵花枯萎而哀傷半天、怨天怨地，以為自己死定了，沒東西吃要餓死了，牠拍拍翅膀，輕巧轉身，又發現更多盛開的花。

抱怨

看不開的人，誤把來去無常的憤怒、焦慮、哀傷視為永久，過度關注情緒，任其無止盡放大，大到連自己的五臟六腑都受不，大到身體不堪負荷的程度，生了一堆病，還抱怨造化弄人，老闆惡質、兒女不孝，人人都要跟自己作對，自己怎麼這麼慘。

本書教了很多利生的小習慣，多多累積，健康、長壽自然來。然而有個壞習慣很傷身體，會把你好不容易累積的小福報一下子抵銷大半，非常不划算，那就是「愛抱怨」。我看到很多處於婚姻、親子、雇傭關係的人們，沒辦法好好享受親密關係，反而一天到晚抱怨。愛抱怨的人，執著於自我，沒辦法瞭解對方的想法。「你眼裡有沒有我。」「你為什麼不能對我好一點？」「你錯了，我才是對的。」太看重自我而產生人我對立，常常覺得不滿足、受委屈。

抱怨是種傳染病，常與愛抱怨的人相處，一個不小心就會養成愛抱怨的習慣。愛抱怨的人偏又喜歡聚在一起抱怨別人，越抱怨越來勁，以為這是在紓壓，卻往往越抱怨越氣憤、越抱怨越哀怨，實際上壓力程度一點都沒有減輕。

抱怨強化了「我執」，產生對立與孤立，等同把自己孤立於真善美的一體性之外，與真我產生遙遠的距離，這對養壽是很不利的。翻開醫學期刊，上頭一篇又一篇的研究都指向，與人相愛、產生良好親密的人際互動，能提高生命品質，讓你活得長壽又健康。當然，良好親密的人際互動指得是大家能聚在一起做些開心的事、一起哈哈大笑，而不是聚在一起抱怨生氣。

心理學家發現，找親友抱怨他人、大吐苦水，不但不能平復情緒，反而會讓紛雜的情緒「剪不斷理還亂」，從無中生出麻煩，小麻煩又變成大麻煩。每抱怨一次，等於又溫習了一次所受到的苦，加深了苦的印象，使自己成為名副其實的「受害者」。抱怨的話語一層一層把自己包覆在哀怨的圈套中。科學家研究動物的免疫力，發現動物感覺被囚禁時，整體免疫力是下降的。抱怨是憤怒、敵意、自憐、悲傷等情緒的糧食，讓它們不斷茁壯，影響自律神經平衡，減少免疫細胞的數量，使人對外來病毒與細菌的抵抗力變弱，不但阻礙人從疾病中康復，也讓疾病復發的機率大增。若養成愛抱怨的習慣，對身體的傷害不亞於你所知道的任何一種慢性病。停止抱怨，改變看事情的角度，是種對自我的慈悲，要不要強化免疫系統、預防疾病，只在一念之間。

四無量心

你有沒有認識一種人？跟他在一起的時候感覺特別舒服，他像太陽一樣讓人暖呼呼的，就算有天大的麻煩事也處變不驚，可將大事化小、小事化無。如果有，你就賺到了，多跟他相處相處。或者，你也可以透過心的修煉，成為如此美好的存在。

當身心靈受到溫柔呵護時，療癒與轉化就會發生。我認為慈、悲、喜、捨四無量心是宇宙間最強大的溫柔力量，能讓所有人幸福。四無量心不只學佛人修習，事實上它是跨越宗教的，在印度有個古老傳說，認為人只要學會慈悲喜捨，就能感動梵天下凡與你相見；而從前印度貴族以能與梵天同住為人生目標。四無量心讓人擁有源源不絕的愛的能量，拆解來看：「慈」使人快樂、「悲」使人免於痛苦、「喜」具備升起喜悅的能力、「捨」放棄自我中心的想法，人我無別，包容一切。

慈心使人快樂，有一個重點，就是這個「人」也包含你。西藏醫生幫人恢復健康的同時，也很注重養生，要是連醫生自己都病倒了，哪還有辦法醫人？先把自己照顧好，才有本錢去照顧別人。如果你透過靜坐、瑜伽、呼吸練習，得到天人合一的快樂，你就可以教人如何快樂，所以自己要先體驗過。停止對自我喋喋不休的批判、停止低估自己，去瞭解真我，恢復自己感受快樂的能力，才能讓別人也快樂。此外，升起慈心，希望大家都快樂，這個心意還能減少自己的嗔恨心與怨害心，值得多練習。

悲心使人免於痛苦，而這個「人」一樣包含自己。知道自己痛苦的來源，曉得怎樣去轉化它後，也幫著其他正在受苦的人去轉化。大家聚在一起抱怨，無濟於事，一點都不能免除誰的痛苦，不如聚在一起泡茶，說幾個笑話。在幫人拔除痛苦的時候，為了別讓自己也捲入莫名其妙的情緒漩渦中，平常就要練習轉化苦的功夫，緊急的時候才能派上用場。

升起喜悅的能力非常寶貴，當別人獲得好的工作、好的結婚對象、好的際遇時，你都能由衷替他感到高興，如此，你就常常會有很多值得高興的事。喜心是對治忌妒心的良藥。有智慧隨行的「喜」是很有療癒力量的，能為自己打通「喜」的活水，為他人提供真正有養分的喜悅，若無智慧隨行，可能好心卻做錯事，把別人不需要的硬塞給人家，這就不是真正的喜了。

「捨」的境界非常美妙，參照前面所提到的因陀羅網，練習包容一切，你能感受到和諧的整體性，懂得捨就不會有孤立無援、不安的感受。你可以在別人眼中看見自己，可以在一棵樹中看見自己，甚至在一粒微塵中看見自己。練習捨，不妨從自己最愛的人開始，然後擴及朋友，最後擴及敵人。如果你心中的太陽可以照亮自己、照亮愛人、照亮朋友，甚至照亮敵人，你就成功了。這時，你會發現根本沒有敵人這種人。對立的幻相就這樣消融在太陽光之下。一切美好、一切安好。

真我

抱怨強化人我對立，產生種種痛苦。慈悲喜捨消融人我界線，讓人自在舒服。而修習「捨」，是學習「包容一切」的鍛鍊，學著用智慧的劍斬斷「我執」。不過，別搞錯了，要斷的是對自我的執著，而不是要你消滅自己。要捨棄的是偏見，而不是要你把整個自己都丟掉，或把自己弄得像別人的複製品一樣，一點特色都沒有。去除我執，是要讓你在「無我中見真我」。

光從字面上來看，於「無我中見真我」簡直就像個詭辯，都沒有我了，哪來的真我？事實上，排除了以自我為中心的偏見，一切都會明朗了，沒有了偏見，真相就變得顯而易見。我貪心、生氣、白癡、傲慢，我自以為是，否定一切，對什麼都懷疑。以上五種以自我為中心的偏見，霧化了我們的本心，把真我藏了起來。

那要怎樣讓真我顯現出來呢？《道德經》曾提示：「不自見故明、不自是故彰、不自伐故有功、不自矜故長。」不要自以為有見識，不要以為只有自己的看法才是看法，不要用自己的意見把心占滿，如此才可空出能夠明瞭宇宙真相的空間。不要以為真理只抓在自己手上，鬆開手放掉手上的樹葉，你會看到一大片森林，不緊緊抓著，真正的真理才能被彰顯。不過度誇耀膨脹自己，你的功勞才能受肯定。不驕傲自滿，你才能成長。老子很貼心地提醒了大家避免我執。偏見充滿侷限，唯有去除偏見，才能享有真我的自由。轉化有偏見的我成為有智慧的我，就是於無我中見真我的真義。

在對於健康、長壽的追求上，轉化的功夫格外重要。藏醫懂得「轉毒為藥」的技巧，修行者懂得把生病的心轉化為菩提心，轉妄心為真心。人體透過細胞自噬，老舊細胞可以轉化為新生細胞。普通的水，你可以轉化它為養生的甘露，就連被許多人視為敵人的澱粉，你也可以轉化它，讓它成為對身體有益的營養。觀念可以轉化、情緒可以轉化，透過開智慧，你可以把固有的習性轉化為利生的習慣。

健康是出於心的選擇，有智慧，你會為自己做出恰當的決定。祝福你找回真我，健康幸福隨行。

自他交換法

藏醫精進醫術的同時，格外講究修心，而在各種修心的方法中，有一種叫做「自他交換法」或稱為「施受法」（Tonglen），屬於一種轉化練習，把自己享有的福氣與他人的病痛苦疾做交換。過程中，自己的憎恨貪念會逐漸消失得無影無蹤。

說得簡單，其實做起來很不容易，把別人的病痛苦疾移到自己身上，多麼嚇人啊！面對癌症病患，儘管日日修持藥師佛，我仍必須很努力鼓起勇氣，才能克服畏懼和擔心，喚醒那個你我本身皆已俱備的悲心與智慧，因而改善看待世界的方式。利他同時也是自利，藉由「自他交換法」的修煉，我明白那些畏懼、擔心，種種紛雜情緒，都是自己的心使升起的，所以也能用自己的心把它們滅掉，從心出發，重新審視世間一切如夢幻泡影、如露亦如電，能將惡緣惡業轉化為善。無私、仁慈、寬容，懷抱利他之心，有助於我體驗到本心、真我的豐盈與快樂。

自他交換法可以幫助修習者覺察實相，去除我執，消弭二元對立。最簡單的練習方式是：觀想一個你認識的人，透過呼吸，先把他痛苦、害怕、悲傷的情緒、擔憂的事、不舒服的感覺，通通吸進自己的身體裡面，然後呼出你想送給他的快樂、信心、祝福、放鬆的感覺，與任何你認為對他有幫助的禮物。吸進苦、呼出解脫，吸進熱惱、呼出清涼，來回幾次這樣的呼吸，直到你感覺到愉悅自在為止。自他交換法滋養我們的慈悲心，使它更具有讓人幸福的療癒力量，當然，這個「人」也包括你。

CARE系列034

不生病的藏傳養生術：身心靈全面關照的預防醫學

作　者—洛桑加參
主　編—李國祥
責任編輯—麥可欣
企劃選題—葉蘭芳
封面設計—十六設計
美術設計—葉鈺貞

總編輯—李采洪
董事長—趙政岷
出版者—時報文化出版企業股份有限公司
一〇八〇一九臺北市和平西路三段二四〇號三樓
發行專線—（〇二）二三〇六—六八四二
讀者服務專線—〇八〇〇—二三一—七〇五・（〇二）二三〇四—七一〇三
讀者服務傳真—（〇二）二三〇四—六八五八
郵撥—一九三四—四七二四時報文化出版公司
信箱—一〇八九九臺北華江橋郵局第九九信箱

時報悅讀網—www.readingtimes.com.tw
讀者服務信箱—genre@readingtimes.com.tw
時報出版愛讀者粉絲團—http://www.facebook.com/readingtimes.2
法律顧問—理律法務事務所 陳長文律師、李念祖律師
印刷—勁達印刷有限公司
初版一刷—二〇一八年四月二十日
初版十七刷—二〇二三年四月十二日
定價—三八〇元
（缺頁或破損的書，請寄回更換）

時報文化出版公司成立於一九七五年，
並於一九九九年股票上櫃公開發行，於二〇〇八年脫離中時集團非屬旺中，
以「尊重智慧與創意的文化事業」為信念。

不生病的西藏養生術：身心靈全面關照的預防醫學 / 洛桑加參作. -- 初版. -- 臺北市：時報文化, 2018.04
面；　公分. -- (CARE系列；34)
ISBN 978-957-13-7376-8（平裝）
1.藏醫 2.養生
413.0926　　107004529

ISBN 978-957-13-7376-8
Printed in Taiwan